# Schlank nach Maß

Kerstin Alisch

# Schlank nach Maß
## mit der Diät-Computerwaage

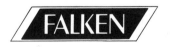

Im FALKEN Verlag sind zu den Themen „Gesund abnehmen" und „Richtige Ernährung für Diabetiker" zahlreiche Kochbücher mit vielen attraktiven Rezepten und praktischen Tips erschienen. Fragen Sie Ihren Buchhändler.

CIP-Titelaufnahme der Deutschen Bibliothek

**Alisch, Kerstin:**
Schlank nach Maß: mit der Diät-Computerwaage / Kerstin Alisch. –
Niedernhausen/Ts.: FALKEN, 1990
  (FALKEN Bücherei)
  ISBN 3-8068-1064-8


ISBN 3 8068 1064 8

Umbruchgestaltung und Satz: Angela Fromm, Publishing 2000, Idstein
Druck: Neuwieder Verlagsgesellschaft mbH, Neuwied

817 2635 4453 6271

# Inhalt

# Ein Wort zuvor

Sie haben den Entschluß gefaßt abzunehmen und stehen vor der Entscheidung, wie und mit welcher Diät Sie am effektivsten Gewicht verlieren können. Die Flut an Diätvorschlägen und -möglichkeiten jedoch ist groß und verwirrend. Wie Sie Ihr Vorhaben auf gesunde Weise umsetzen können und eventuell auftretende Schwierigkeiten, wie Hungergefühl, zunehmende Gereiztheit und die sich dann einschleichende mangelnde Standfestigkeit, umgehen können, erfahren Sie in diesem Buch.

Es richtet sich an all diejenigen, die ihre meist über Jahre angesammelten Pfunde wieder loswerden möchten. Es soll aber auch für die Menschen eine Hilfe sein, die von ihrem Arzt erfahren haben, daß sie von einer Stoffwechselkrankheit, beispielsweise Diabetes mellitus (Zuckerkrankheit), betroffen sind, und als wirksame Unterstützung der Therapie an Gewicht abnehmen möchten.

Alle Rezepte in diesem Buch sind für Diabetiker geeignet. Die jeweiligen Angaben der Broteinheiten (BE) machen es leicht, die täglich erlaubten Mengen einzuhalten und gleichzeitig Kalorien zu sparen. Für die tägliche Ernährung erfahren Sie hier auch alles Wichtige, was ein Diabetiker berücksichtigen muß.

Ich wünsche allen Leserinnen und Lesern viel Erfolg auf dem gesunden Weg zu ihrem Wohlfühlgewicht.

Kerstin Alisch

# Der Mittelweg ist der gesündeste

Früher sah man im Übergewicht die Garantie für Fruchtbarkeit, Gesundheit und auch seelische Ausgeglichenheit. Heute empfehlen Ernährungswissenschaftler immer eindringlicher, zum Normalgewicht zurückzukehren. Leider entwickelte sich die Mode, von deren Einfluß sich bedauerlicherweise nur wenige lossagen können, über diese Empfehlung hinaus. Hier gilt noch immer das allseits nur zu gut bekannte Motto: „Je dünner, um so schöner". Für unsere Gesundheit ist sicher der Mittelweg der anstrebenswerte, unabhängig von Modetrends oder alten Überlieferungen.

Schaut man sich einmal die zahlreichen Empfehlungen in Zeitschriften, Büchern, Broschüren und anderen Medien an oder hört die gut gemeinten Tips von Freunden und Bekannten, so fragt man sich schnell: „Was darf ich überhaupt noch essen?"

Zu dieser Verwirrung kommt die Furcht vor den möglichen gesundheitlichen Folgen der Überernährung. Diabetes mellitus, Arteriosklerose (Arterienverkalkung), Gicht, Herzinfarkt oder Bluthochdruck – als Zivilisationskrankheiten bekannte Stoffwechselstörungen – treten in der Bundesrepublik von Jahr zu Jahr häufiger auf. Ist es da verwunderlich, daß das Interesse an gesunder Ernährung in den letzten Jahren beträchtlich gestiegen ist? Dieses Interesse birgt leider die Gefahr in sich, daß auch fälschlicherweise als gesund angepriesene Ernährungsformen eine große Bedeutung erlangen. Mit einer Nulldiät beispielsweise ist nicht jedem Übergewichtigen geholfen – ganz im Gegenteil. Sie kann in manchen Fällen mehr Unheil anrichten, als sie tatsächlich hilft.

Ebenso versprechen andere, sogenannte „Wunder- oder Blitzdiäten" meist mehr, als sie halten. Viele dieser Diäten sind ungesund, da sie meist zu einseitig sind, ja zum Teil sogar schädlich, weil sie ohne Rücksicht auf ernährungsphysiologische Erkenntnisse lediglich eine schnelle Gewichtsabnahme zum Ziel haben. Beim Einhalten dieser Diäten über einen längeren Zeitraum hinweg kommt es unweigerlich zu Fehl- und Mangelernährung, und das Genießen bleibt auf der Strecke. Die Frage, die sich viele, die abnehmen möchten, stellen, lautet immer häufiger: „Wie kann ich meiner Gesundheit zuliebe abnehmen, ohne ihr dabei Schaden zuzufügen?"

Leider gibt es keine „perfekte Diät". Es wird stets so sein, daß man gewisse Einschränkungen oder Veränderungen in Kauf nehmen muß, entweder bei der Auswahl der Lebensmittel oder bei deren Zubereitung. Aber für Ihre Gesundheit muß Abnehmen kein Risiko mehr bedeuten, wenn Sie Ihr Gewicht mittels einer ausgewogenen Ernährung, wie sie dieses Buch empfiehlt, reduzieren.

Die Vorstellung, eine Diät ziehe immer den Verlust der Essens- oder gar der Lebensfreude nach sich, werden Sie beim Ausprobieren der Rezepte schnell vergessen. Die Reduktionskost kann wirklich abwechslungsreich sein, und Ihrer Phantasie sind kaum Grenzen gesetzt.

Essen und Trinken halten bekanntlich Leib und Seele zusammen, doch nicht erst die Menge beschert uns ein kulinarisches Vergnügen.

Damit Sie bei Ihrem Entschluß, abnehmen zu wollen, nicht auf sich allein gestellt bleiben, möchte Ihnen dieses Buch einen Einstieg ermöglichen, damit Sie Ihr Gewicht auf lange Sicht reduzieren und halten können.

Es ist keines der mit vielen Versprechungen lockenden Diätbücher, die es bereits zahlreich zu kaufen gibt. Vielmehr möchte Sie dieses Buch über die Entstehung und die Ursachen von Übergewicht und die damit verbundenen Risikofaktoren für Ihre Gesundheit informieren. Sie finden praktische Tips für den Umgang mit einer neu entwickelten Diät-Computerwaage und natürlich zahlreiche Rezepte, die sowohl für Übergewichtige ohne bisherige Begleiterkrankungen als auch für *Diabetiker* geeignet sind. Sie werden überrascht sein, wie vielseitig diese Reduktionskost sein kann. Falls Sie bisher noch nichts über Kilojoule oder Broteinheiten gehört haben, finden Sie im folgenden verständliche Erklärungen und eine Einführung in die Grundbegriffe der gesunden Ernährung. Aber keine Sorge, Sie sollen nicht mit Fachwissen überschüttet werden. Einige wichtige Daten und Zusammenhänge sind jedoch für die langfristige Umstellung Ihrer Ernährungsgewohnheiten notwendig und hilfreich.

Als technisches Hilfsmittel bietet Ihnen die Diät-Computerwaage bei der Kontrolle des täglichen Essens bezüglich seiner Zusammensetzung wertvolle praktische Unterstützung. Die Fett-, Eiweiß- und Kohlenhydratgehalte und den jeweiligen Energiegehalt in Kilojoule oder Kilokalorien sowie die Broteinheiten können Sie per Knopfdruck abfragen.

Kalorienzählen oder die Berechnung von Broteinheiten mit Hilfe einer Tabelle und eines Taschenrechners gehört für Sie damit endlich der Vergangenheit an.

Allerdings kann Ihnen die Waage auch in Verbindung mit diesem Buch keine Wunder versprechen. Sie ist ein Hilfsmittel. Wollen Sie die Vorteile einer ausgewogenen Ernährung selbst erfahren, ist es vor allem wichtig, daß Sie die Ratschläge und Tips in Ihrem Ernährungsalltag umsetzen.

Die Waage erspart Ihnen dabei Zeit und Mühe – und mit ihr bringt die Kontrolle Ihrer täglichen Ernährung viel Freude!

# Wie kann ich mein Ernährungsverhalten ändern?

Eine steigende Zahl von Menschen in der Bundesrepublik ist übergewichtig. Jeder spricht vom Abnehmen, aber leider erreichen längst nicht alle ihr Ziel. Warum ist dies so? Im Alltag stehen wir zahlreichen Herausforderungen gegenüber, die unsere guten Vorsätze immer wieder zunichte machen. Schnell, oft zu schnell geben wir unser Ziel wieder auf.

Eine Hürde beim Durchhalten von Diäten ist die nötige Disziplin, die man immer wieder erneut aufbringen muß, will man erfolgreich gegen Übergewicht ankämpfen.

Viele empfinden das ständige Kalorienzählen als lästig oder die Berechnung der Broteinheiten, die für die tägliche Ernährung der Diabetiker unerläßlich ist, als zu kompliziert. Mal ehrlich – wie gern beläßt man da nicht lieber „alles beim alten"?

Der Entschluß, abnehmen zu wollen und sein Normalgewicht zu erreichen, fällt in der Regel leicht. Diesen Entschluß dann in die Tat umzusetzen, dazu allerdings gehört viel mehr. Geben Sie jedoch nicht auf, bevor Sie überhaupt begonnen haben!

In einem gewissen Rahmen können Sie die Entstehung von Folgeerscheinungen des Übergewichts verhindern, bei Krankheiten, die unter anderem erbliche Ursachen haben, wie Diabetes mellitus, Gicht oder die Bildung von Gallensteinen, läßt sich ein Fortschreiten der Krankheiten unter Umständen sogar verhindern.

Manchmal sind es nur Kleinigkeiten, die für die Ansammlung überflüssiger Pfunde verantwortlich sind. Bei vielen von uns haben sich falsche Ernährungsgewohnheiten eingeschlichen: Wir essen zu hastig, packen den Teller viel zu voll, naschen zwischendurch oder nehmen Mahlzeiten während des Fernsehens oder Radiohörens oder sogar im Stehen und Gehen ein. Dies erschwert die Kontrolle natürlich sehr.

Überprüfen Sie Ihr Ernährungsverhalten, und vergleichen Sie es mit den folgenden Empfehlungen. Es wird Ihnen bei einigen Ratschlägen leichter, bei anderen etwas schwerer fallen, sie als Gewohnheiten zu übernehmen – in jedem Fall sind dies sehr wichtige Grundsätze, die Sie Ihrem Ziel ein großes Stück näherbringen.

1. Schreiben Sie eine Woche lang ein *„Tagebuch der Ernährung"*. Das kostet zwar etwas Zeit und Mühe, zahlt sich aber recht schnell aus. Sie erkennen so in kurzer Zeit, wo sich falsche Ernährungs-

gewohnheiten eingeschlichen haben. (Näheres dazu können Sie im Kapitel „Die Gewichtskontrolle", Seite 47, nachlesen.)

2. Nehmen Sie *4 bis 6 Mahlzeiten pro Tag* zu sich. Wer öfter weniger ißt, fühlt sich auf Dauer wohler.

3. Warten Sie nicht, bis der Heißhunger Sie überfällt. Essen Sie lieber *eine Kleinigkeit zwischen den größeren Mahlzeiten*. Hier bieten sich Obst, Joghurt oder Salate an.

4. Bauen Sie vor jeder größeren Mahlzeit eine *kleine Eßbremse* ein, indem Sie ein Glas Wasser trinken oder einen Salat essen.

5. *Genießen* Sie die Mahlzeiten. Essen Sie langsam und bewußt. So schmecken sie besser, und die Mühe des Kochens hat sich wirklich gelohnt. Sie erleben mehr Genuß, obwohl Sie weniger essen.

6. Legen Sie *keine Vorratsberge* an; sie verführen Sie viel zu schnell zu nicht eingeplanten Zwischenmahlzeiten.

7. Seien Sie *kein Resteverwerter*. Derjenige, der nach dem Motto handelt: „Lieber den Magen verrenken, als dem Abfall was schenken", nimmt meist mehr Energie auf, als der Körper benötigt.

8. Sagen Sie der *Nascherei aus Langeweile* den Kampf an. Lenken Sie sich ab, der kleine Hunger zwischendurch ist dann schnell wieder vergessen.

9. *Wiegen* Sie anfangs alle Lebensmittel ab. Nur so bekommen Sie mit der Zeit ein Gefühl für die Mengen. Schon 5 g Butter (etwa 1 Teelöffel) täglich mehr auf dem Brot summieren sich innerhalb einer Woche zu 260 kcal (1078 kJ).

10. Machen Sie sich stets eine *Einkaufsliste*. So verhindern Sie, daß noch dieses oder jenes zusätzlich in Ihren Einkaufskorb wandert.

11. Haben Sie *Geduld*, denn die Pfunde, die man sich über mehrere Jahre hinweg „angefuttert" hat, gehen nicht innerhalb weniger Tage verloren. Kleine Zicle erleichtern das Durchhalten!

12. Legen Sie eine *Gewichtskurve* an. Sie können mit ihrer Hilfe Ihre Gewichtsentwicklung über längere Zeit verfolgen und kontrollieren. (Näheres siehe Seite 47.)

Jeder kennt es: Endlich hat man die ersten Tage des „Hungerns" überstanden, und die ersten Pfunde sind verloren. Gerade jetzt erhält man eine Einladung zum Kaffeeklatsch oder zum Abendessen. Sagen Sie nicht einfach ab, sondern erklären Sie den Gastgebern Ihre Situation.

### DER KLEINE TRICK

Haben Sie sich doch einmal beim „Sündigen" ertappt, dann stehen Sie auch dazu, und genießen Sie es in aller Ruhe. Am nächsten Tag wird Ihnen so das „Kürzertreten" dann leichter fallen als mit dem schlechten Gewissen und dem Gefühl, daß Sie es ja doch nicht schaffen.

Wichtig ist letztendlich, daß Sie wieder vernünftige Ernährungsgewohnheiten erlernen, um in einer Welt des Überflusses gesund leben zu können.

# Übergewicht – Risikofaktor Nr. 1

„Warum soll ich abnehmen? Ich fühle mich doch ganz wohl mit meinem Gewicht." Diese oder eine ähnliche Aussage hört man häufig, wenn jemand die Empfehlung erhalten hat, er solle abnehmen, um gesund zu bleiben. Doch ist die Antwort wirklich ehrlich? Fühlt man sich mit seinem Gewicht auch tatsächlich „rundum gesund"?

Sicher haben Sie sich auch schon mal nach solch einem Gespräch die eine oder andere der folgenden Frage gestellt: „Wann beginnt überhaupt Übergewicht?"
„Wie entsteht es?"
„Wann kann mein Übergewicht gesundheitsschädigend werden?"
Oder: „Stellt Übergewicht überhaupt ein Risiko für meine Gesundheit dar?" Damit Sie mit diesen Fragen nicht auf sich allein gestellt sind, werden wir versuchen, sie in diesem Kapitel zu beantworten.

Zunächst sollten Sie feststellen, ob Sie Ihr Normalgewicht überhaupt überschritten haben. Ist dies der Fall, dann ist es wichtig zu wissen, um wieviel Sie es überschritten haben. Sie können so die Dringlichkeit einer Gewichtsabnahme besser einschätzen.

Um das wünschenswerte „normale" Körpergewicht zu ermitteln, genügt als allgemeine Orientierung die Berechnung der Broca-Formel in Kilogramm (= *Broca-Normalgewicht*).

Sie ergibt sich aus der Körperlänge in Zentimetern abzüglich 100. Bei Frauen liegt sie um 10 Prozent darunter.
Ein Beispiel für eine 1,70 m große Frau: 170 cm – 100 = 70; 70 – 7 (= Prozent) = 63 kg (= Normalgewicht).
Abweichungen um wenige Kilogramm sind meist ohne jede Bedeutung.

Eine Gewichtsabnahme ist dann unbedingt ratsam, wenn das Körpergewicht *um 20 Prozent oder mehr* über dem Normalgewicht liegt. Ab dieser Grenze spricht man von Übergewicht, bei dem es zu ernsthaften Gesundheitsproblemen kommen kann.

*Hinweis:* Im folgenden ist mit dem Begriff „Übergewicht" immer ein Körpergewicht von mehr als 10 Prozent über dem Broca-Normalgewicht gemeint, denn bereits hier ist eine Gewichtsabnahme erstrebenswert.

# Dicke leben länger – stimmt das?

„Dem Prasser öffnet sich das Grab dreimal weiter als dem Mäßigen." Diese Warnung Heinrichs IV. an Fallstaff wollten amerikanische Lebensversicherungsgesellschaften 1959 mit Hilfe von Untersuchungen bestätigen. Aus deren Ergebnissen wurde vorzeitig gefolgert, daß ein Körpergewicht, das bei Männern etwa 10 Prozent, bei Frauen etwa 15 Prozent unter dem Broca-Normalgewicht liegt, mit der größten Lebenserwartung einhergeht. Dieses Gewicht wurde daraufhin als das erstrebenswerte *„Idealgewicht"* definiert und propagiert. Auch in der Bundesrepublik hielt daraufhin der Schlankheitswahn Einzug, obwohl sich die Folgerungen der Lebensversicherungsgesellschaften schon bald als nicht richtig erwiesen. Nichtsdestotrotz hielt der ständige Kampf um das Idealgewicht an und ermöglichte beispielsweise der Industrie, erfolgreich Produkte auf den Markt zu bringen, die das Abnehmen erleichtern sollen. Das durch sogenannte Appetitzügler oder Abführmittel erzwungene Gewicht verspricht jedoch weder mehr Gesundheit noch eine erhöhte Lebenserwartung. Es birgt im Gegenteil zahlreiche gesundheitliche Gefahren in sich. Wenn aus einigen Untersuchungen hervorgeht, daß nicht nur Dünne lange leben können, gilt dann möglicherweise doch die immer wieder aufkommende Vermutung, daß gerade die Dicken eine höhere Lebenserwartung haben? Um diese Frage beantworten zu können, muß eine Definition für „dick" gefunden werden. Jeder verwendet diesen Ausdruck sehr individuell, je nach gegebener Situation. Setzt man „dick" mit dem bereits definierten Begriff „übergewichtig" gleich, so muß man die Frage „Leben Dicke länger?" ebenfalls mit einem eindeutigen Nein beantworten.

Übergewicht wird als Risikofaktor Nr. 1 für unsere Gesundheit angesehen. *Dabei gilt:* je höher das Übergewicht, desto größer wird auch das Risiko.

## Was ist ein Risikofaktor?

Betrachten wir im Vergleich doch einmal die Sorge um unser Auto. Der Ölstand wird regelmäßig überprüft, der Luftdruck der Reifen wird wenigstens hin und wieder kontrolliert, und eine Inspektion nicht wahrnehmen – das kommt selten vor. Das Risiko, der Wagen könnte auf längere Sicht gesehen Schaden erleiden, ist uns viel zu groß.

Dem eigenen Körper schenken viele Menschen weniger Aufmerksamkeit als ihrem Auto. Wichtig ist nur, daß er momentan funktioniert. Wie lange noch, darüber macht man sich kaum Gedanken. Doch gerade die „Maschine" Mensch ist nur dann lange funktionstüchtig, wenn sie gut versorgt und gepflegt wird. Falsche Behandlung kann schwerwiegende Folgen nach sich ziehen. Herz-, Kreislauf- oder Gelenkerkrankungen oder Arteriosklerose können beispielsweise Folgen einer übermäßigen und falsch zusammengestellten Ernährung sein.

Faktoren, die diese Krankheiten begünstigen, unsere Gesundheit also gefährden, heißen *„Risikofaktoren"*.

Neben den naturgegebenen Risikofaktoren, wie zunehmendes Alter, Vererbung oder bestimmte Erkrankungen, werden noch andere Faktoren als Gefahr für die Gesundheit angesehen. So beispielsweise zu hohe Blutzucker-, Cholesterin- und Harnsäurewerte, ein erhöhter Blutdruck, das Rauchen von mehr als 10 Zigaretten pro Tag, ein erhöhter Alkoholkonsum, Bewegungsmangel, Streß und vor allem Übergewicht. All diese Faktoren gelten auch als Risikofaktoren für die Entstehung von Arteriosklerose.

Meist liegen mehrere dieser Risikofaktoren gleichzeitig vor und verursachen Störungen im Stoffwechsel, die sich dann als die genannten Krankheiten äußern.

Es liegt auf der Hand, daß nicht die Reduktionsdiät allein der Schlüssel zum Erfolg sein kann. Daneben sollten stets auch das Zigarettenrauchen und der Alkoholkonsum eingeschränkt und es sollte mehr Sport betrieben werden. Sie brauchen jedoch nicht zu befürchten, daß Sie in Zukunft niemals mehr einen Schluck Alkohol oder einen Zug an Ihrer Zigarette oder Zigarre genießen dürfen. Jeder kennt sich selbst am besten und wird zugeben, daß hin und wieder geübte Zurückhaltung nicht dem Verlust jeglicher Lebensfreude gleichkommt.

Der tägliche, manchmal nur schwer vermeidbare Streß läßt sich bei sportlicher Betätigung recht schnell vergessen – das Abschalten ist leichter möglich.

## Wie entsteht Übergewicht?

Wir wissen nun, wie gefährlich Übergewicht für unsere Gesundheit sein kann, trotzdem sind viele Menschen „machtlos" im Kampf gegen ihre Pfunde.

Wer sein Übergewicht abbauen will, muß sich klar darüber sein, wie es entstanden ist. Nur so können gezielt Fehler in der Ernährung Schritt für Schritt korrigiert werden. Die entscheidende Frage lautet: Wie entsteht Übergewicht? Übergewicht bedeutet eine übermäßige Vermehrung des Fettgewebes, unseres Hauptenergiespeichers. Den Hergang kennen wir nur zu gut: Nach und nach setzt sich ein Pölsterchen nach dem anderen an. Wie viele Fettreserven dieser Art wir mit uns herumschleppen, hängt von der Zufuhr beziehungsweise vom Verbrauch an Energie im Laufe unseres Lebens ab. Das Skelett, die

Muskulatur und die inneren Organe bleiben gegenüber dem Fettgewebe von ihrer Masse her relativ konstant. Eine Ausnahme bilden natürlich alle Personen, die intensives Muskeltraining betreiben. Hier kann sich die Muskelmasse erheblich vergrößern. Wenn Sie der Meinung sind, Sie wiegen mehr, weil Sie schwerere Knochen haben als andere, so täuschen Sie sich gewiß. Das Skelett wiegt in der Regel bei allen Menschen etwa 10 kg. Hier sind Schwankungen von 1 oder 2 kg möglich, aber sie sind nicht die Ursache für den Anstieg des Körpergewichtes im Laufe der Jahre. Diese Ursache liegt erwiesenermaßen in einer überhöhten Kalorienzufuhr und häufig in einem gedrosselten Energieverbrauch.

→ 1 kg Fettgewebe (Körpergewicht) entspricht einer Energiemenge von ungefähr 7000 kcal (29 330 kJ).

*Frage:*
Um wieviel muß ich meine tägliche Energiezufuhr herabsetzen, wenn ich in 1 Woche eine optimale Gewichtsabnahme von 1 kg erreichen möchte?

*Antwort:*
Ich muß meine Tagesenergiezufuhr um 1000 kcal (4190 kJ) vermindern. Daraus ergibt sich in 1 Woche (7 x 1000 kcal) eine Energieeinsparung von 7000 kcal (29 330 kJ), die einer Körpergewichtsreduzierung von etwa 1 kg pro Woche entspricht!

*Unsere Empfehlung:*
Tun Sie Ihrem Körper zusätzlich etwas Gutes, und treiben Sie (mehr) Sport. Sie verbrauchen so mehr Energie, die Sie beim Essen dann nicht einzusparen brauchen.

In den letzten Jahren haben sich die Lebensbedingungen stark verändert und zu einem Bewegungsmangel geführt – wir üben fast nur noch sitzende Tätigkeiten ohne größere körperliche Belastungen aus. Rechnen Sie einmal zusammen, wie viele „Sitzstunden" im Büro und im Auto oder in der Straßenbahn täglich bei Ihnen zusammenkommen. Wieviel Zeit bleibt Ihnen da eigentlich noch für Bewegung?
Unsere Energiezufuhr passen wir diesem geringeren Energiebedarf vielfach nicht an. Es entsteht ein *Überangebot an Energie*, die der Körper nicht verwerten kann. Er speichert, Naturgesetzen folgend, die nicht benötigte Energie aus Fett, Kohlenhydraten, Eiweiß und Alkohol als Körperfett, um auf diese in Notzeiten zurückgreifen zu können. Nur bleiben diese Notzeiten meist aus.
Ein täglicher Mehrverbrauch von nur 100 kcal (419 kJ) an Fett (das sind etwa 11 g Fett) führt bereits in einem Jahr zu einer Gewichtszunahme von ungefähr 3,6 kg. Gerade der übermäßige Fettkonsum, der häufig schon im Kindesalter beginnt, ist eine wesentliche Ursache für Übergewicht. Fett liefert dem Körper doppelt so viel Energie wie eine vergleichbare

Menge an Kohlenhydraten und Eiweiß. (1 g Fett liefert 9,3 kcal (30 kJ); 1 g Eiweiß oder Kohlenhydrate liefern jeweils 4,1 kcal (17,1 kJ). Besonders das in Fleisch, Wurstwaren und Käse „versteckte Fett" wird bei der täglichen Ernährung oft übersehen.

Der tägliche Energiebedarf richtet sich sehr stark nach der körperlichen Arbeit, die man am Tag verrichtet, ist aber auch individuell, zum Beispiel bei Frauen und Männern, sehr unterschiedlich. Sie können Ihren individuellen Tagesbedarf an Energie folgendermaßen selbst berechnen:

| | Durchschnittlicher Energieverbrauch pro kg Körpergewicht | | | |
|---|---|---|---|---|
| | Männer | | Frauen | |
| | kcal | kJ | kcal | kJ |
| leichte Arbeit (Büroangestellte, Uhrmacher, Laboranten, PKW-Fahrer, sitzende Fließbandtätigkeit) | 34 | 143 | 33 | 138 |
| mittelschwere Arbeit (Verkäufer, Anstreicher, Hausfrauen, Automechaniker) | 43 | 180 | 43 | 180 |
| schwere Arbeit (Landwirte, Maurer, Masseure, Dachdecker, Leistungssportler) | 51 | 214 | 53 | 222 |
| schwerste Arbeit (Waldarbeiter, Bergmänner, Stahlarbeiter, Hochleistungssportler) | 57 | 239 | 60 | 252 |

*Ihr persönlicher Tagesbedarf:*

_____ kg Körpergewicht x _____ kcal = _____ kcal-Bedarf

_____ kg Körpergewicht x _____ kJ = _____ kJ-Bedarf

Bei allen Angaben handelt es sich um ca.-Werte.

Wollen Sie wissen, wie viele Kilokalorien Sie am Tag zu sich nehmen dürfen, damit Sie Ihr Körpergewicht halten, so setzen Sie in die Tabelle Seite 15 Ihr jetziges Körpergewicht ein und multiplizieren es mit dem kcal-Wert, der Ihrer körperlichen Leistung entspricht. Sie können dazu die obenstehende Tabelle als Orientierungshilfe hinzuziehen.

*Ein Beispiel:* Eine Frau mit einem Körpergewicht von 60 kg, die vorwiegend leichte Arbeit verrichtet, hat einen ungefähren Energiebedarf von 1980 kcal (60 kg Körpergewicht x 33 kcal = 1980 kcal-Bedarf).

Neben der zu hohen Energiezufuhr und dem gedrosselten Energieverbrauch sind zwar noch weitere Ursachen für die Entstehung von Übergewicht bekannt, sie spielen allerdings im Vergleich zur Überernährung beziehungsweise zum Bewegungsmangel eine untergeordnete Rolle.

Die *Fettsucht (Adipositas)* beispielsweise tritt gehäuft familiär auf. Hier liegt die Vermutung nahe, daß erbliche Ursachen an der Entstehung beteiligt sind. Ein „Adipositas-Gen" existiert in unserer Erbsubstanz nach bisherigen wissenschaftlichen Erkenntnissen jedoch nicht. Vielmehr scheinen die Gründe oft in der gegenseitigen Beeinflussung innerhalb der Familie zu liegen. Wir übernehmen Ernährungsgewohnheiten unserer Partner, und Kinder erlernen sie durch das Verhalten ihrer Eltern.

Aus diesem Grund ist die Einbeziehung der Familienmitglieder bei der Durchführung der Reduktionsdiät von großer Bedeutung! Die *guten Futterverwerter,* die viele Übergewichtige zu sein glauben, sind relativ selten. Es ist oft auch nicht die übergroße Menge, die bei den Mahlzeiten gegessen wird, vielmehr ist das, was man ißt, zu kalorienreich, und dies zieht Gewichtsprobleme nach sich. Gute Beispiele für „Kalorienbomben" sind: 1 Bratwurst mit Pommes frites und Ketchup (ca. 920 kcal), 100 g Kartoffelchips (ca. 565 kcal), 1 Tafel Vollmilchschokolade (ca. 525 kcal), 1 Stück Apfelkuchen (ca. 350 kcal), 1 Glas Limonade (ca. 98 kcal), 1 Glas Bier (ca. 85 kcal) oder 1 Negerkuß (ca. 60 kcal).

Ein ebenso seltener Grund für bestehendes Übergewicht ist die krankhafte *Veränderung des Hormonhaushaltes.* Besteht jedoch ein solcher Verdacht, weil Sie trotz geringer Kalorienzufuhr Gewichtsprobleme haben, sollten Sie unbedingt einen Arzt befragen.

Übergewicht, ganz gleich welcher Herkunft, bedeutet mit großer Gewißheit ein erhebliches Risiko für die Gesundheit. Vorrangig aus diesem Grund und nicht nur wegen des zu eng sitzenden Kleides oder der kneifenden Hose ist eine Gewichtsabnahme empfehlenswert. Sie werden leistungsfähiger, fühlen sich besser, ermüden nicht so schnell, und erhöhte Blutfett- oder Blutzuckerwerte bessern sich. Haben Sie den Mut zum Erfolg!

# Das „richtige" Gewicht

Das Körpergewicht ist zunächst von der *Körpergröße* abhängig. Die *Körperzusammensetzung* dagegen ist bei allen Menschen weitgehend gleich und bleibt relativ konstant. Der Körper eines Erwachsenen besteht zu 55 bis 60 Prozent aus Wasser. Die Knochen, die inneren Organe, die Muskeln und das Körperfett, das beim normalgewichtigen Erwachsenen immerhin mit etwa 15 Prozent zum Gesamtgewicht beiträgt, stellen zusammen also 40 bis 45 Prozent des gesamten Körpergewichts. Eine Gewichtszunahme beruht meist auf einer Vermehrung der Körperfettdepots. Auch krankheitsbegleitende Wassereinlagerungen können das Körpergewicht erhöhen, hier wird der behandelnde Arzt therapeutische Maßnahmen ergreifen. Bei Übergewicht oder Fettsucht steigt der Fettanteil auf mehr als 30 Prozent des Körpergewichts an.

Um nun festzustellen, ob der Fettanteil des eigenen Körpers zu hoch liegt, erhielte man natürlich die exaktesten Werte, wenn man mit entsprechenden Methoden den Fettanteil direkt bestimmen würde. Diese Messungen sind aber nur mit großem Aufwand durchzuführen. Es reicht normalerweise aus, sich zu wiegen und seinen Körper zu beobachten. Auch die bereits erwähnte *Broca-Formel* (Körpergröße in cm – 100 = Normalgewicht des Mannes; Körpergröße in cm – 100 – 10% = Normalgewicht der Frau) ist ein praktikables Hilfsmittel, das jedoch keine exakten Angaben liefert. Die Formel berücksichtigt zwar die Körpergröße, jedoch nicht die jeweiligen Besonderheiten in der Statur des einzelnen. So liegt beispielsweise das so berechnete „Normalgewicht" bei großen Menschen zu hoch, bei kleinen Menschen zu niedrig. Aufgrund ihrer einfachen Handhabung erscheint diese Formel nach wie vor geeignet, dem gesunden Erwachsenen einen Anhaltspunkt für sein anzustrebendes Gewicht zu geben.

Die errechneten Zahlenwerte haben zwar keine Allgemeingültigkeit, kleine Abweichungen nach oben oder unten stellen aber noch keine krankhafte Gewichtsveränderung dar.

Dies ist auch der Grund, warum man heute immer häufiger dazu übergeht, das Normalgewicht nicht mehr aufs Kilogramm genau, sondern vielmehr einen Bereich, in dem sich das Körpergewicht bewegen sollte, anzugeben – je nach persönlichen Bedürfnissen oder Gegebenheiten.

Die folgende Tabelle (Seite 18) gibt Ihnen einen Überblick über diese *„Optimalbereiche".*

| Körperlänge | Gewicht (in kg) | |
| (in cm) | Männer | Frauen |
|---|---|---|
| 155 | 50 – 61 | 47 – 59 |
| 160 | 53 – 65 | 50 – 62 |
| 165 | 56 – 69 | 53 – 66 |
| 170 | 59 – 73 | 56 – 70 |
| 175 | 63 – 78 | 59 – 74 |
| 180 | 68 – 84 | 63 – 79 |
| 185 | 72 – 88 | 65 – 82 |
| 190 | 75 – 92 | 67 – 84 |

Wie Ihnen die Schwankungsbreite zeigt, gibt es für eine bestimmte Körpergröße kein wissenschaftlich „richtiges" Gewicht, das die beste Grundlage für die Gesundheit bieten kann. Die experimentelle Ernährungsforschung sieht sich hier noch vor einem großen Problem. Versuche am Menschen, die Antworten auf die Frage geben könnten, bei welchem Körpergewicht, bezogen auf die Körpergröße, das höchste Lebensalter zu erreichen ist, sind nicht durchführbar. Ergebnisse aus Tierversuchen können in diesem Bereich nicht auf den Menschen übertragen werden. Hinzu kommt, daß das Gewicht nicht als einziger Faktor Einfluß auf die Gesundheit nimmt, hier spielen die Lebensweise und andere Dinge ebenfalls eine entscheidende Rolle. Somit verbleibt der Vergleich statistischer Daten als einzige Möglichkeit, um Anhaltspunkte über das erstrebenswerte Körpergewicht zu bekommen.

Ein solcher Versuch ist, wie bereits erwähnt, bei amerikanischen Lebensversicherungsgesellschaften Ende der fünfziger Jahre gescheitert. Sie kamen beim Vergleich zu falschen Schlußfolgerungen. Letztlich kommt es nach allen bisherigen Erfahrungen nicht auf ein Kilogramm mehr oder weniger an. Bewegt sich Ihr Körpergewicht in dem angegebenen Bereich, dann sollte Ihr persönliches Wohlbefinden darüber entscheiden, welches Gewicht Sie erreichen und halten wollen. Man spricht in diesem Zusammenhang auch vom *Wohlfühlgewicht*.

# Wie erreiche ich das „richtige" Gewicht?

Um erfolgreich abzunehmen, bedarf es Zeit. „Hau-Ruck-Verfahren" sind wenig wirkungsvoll. Verhaltensweisen lassen sich nur *in kleinen Schritten* dauerhaft ändern. Wenn Sie also abnehmen und Ihr erreichtes Gewicht halten möchten, gehen Sie schrittweise vor.

*1. Schritt:*
Erkennen Sie Ihre falschen Ernährungsgewohnheiten. Erst danach können Sie gezielt ändern, was Sie ändern möchten. Hilfreich ist hierfür ein „Tagebuch der täglichen Ernährung". (Näheres dazu können Sie im Kapitel „Die Gewichtskontrolle", Seite 47, nachlesen.)

*2. Schritt:*
Verändern Sie nun Ihre Eßgewohnheiten. Haben Sie aber Geduld mit sich. Setzen Sie sich kleine Etappenziele, und belohnen Sie sich mit kleinen Geschenken, wie einem Kinobesuch, wenn Sie ein Ziel erreicht haben.

*3. Schritt:*
Behalten Sie nun die umgestellten Ernährungsgewohnheiten auch bei. Sie können diese hin und wieder mit Hilfe des „Tagebuchs der Ernährung" (siehe Seite 47) kontrollieren.

Haben Sie sich an die neue Ernährungsweise gewöhnt (Konkretes erfahren Sie im Kapitel „Eine vollwertige Ernährung ist die beste Basis", Seite 26), werden Sie Ihr erreichtes Gewicht auch halten können.

# Diabetes – ein weiterer Risikofaktor

## Diabetes ist eine Stoffwechselstörung

Bevor Sie sich über die Ernährung bei Diabetes mellitus (Zuckerkrankheit), speziell wenn Sie übergewichtig sind, informieren, sollten Sie etwas über die Ursachen der Zuckerkrankheit und die Grundlagen ihrer Behandlung wissen. Dies hilft Ihnen sowohl beim Verständnis der Vorgehensweise als auch bei der Durchführung der Diättherapie. Die Umstellung der Ernährung ist die älteste und immer noch unentbehrliche Behandlungsform bei Diabetes. Besonders bei Erwachsenen- oder Typ-II-Diabetes spielt das Übergewicht bei der Entstehung eine entscheidende Rolle.

Die Bezeichnung für Diabetes stammt aus dem Altertum. Es wurde damals aufgrund der bei Zuckerkranken beobachteten erhöhten Harnausscheidung vermutet, daß die aufgenommene Flüssigkeit durch den Körper direkt in die Nieren fließt und dort als Harn ausgeschieden wird. Diabetes heißt wörtlich übersetzt „durchfließen". Als man später feststellte, daß der Harn Zucker enthält, kam das Adjektiv *„mellitus"*, übersetzt honigsüß, hinzu.

Heute weiß man, daß nicht die Harnzuckerausscheidung das entscheidende Merkmal dieser Stoffwechselstörung ist, sondern vielmehr der ständig erhöhte Blutzuckerwert.

Ein *normaler Blutzuckerspiegel* liegt im nüchternen Zustand bei *100 bis 130 mg pro 100 ml* (mg/100 ml oder mg%).

Der Blutzuckerspiegel bleibt allerdings nicht den ganzen Tag über konstant. Vielmehr steigt er nach jeder Mahlzeit durch den aus der Nahrung aufgenommenen Zucker an und fällt dann beim gesunden Menschen durch die Einwirkung des Hormons *Insulin* nach etwa 2 Stunden auf den Ausgangswert zurück.

Wie stark sich der Blutzuckerwert nach der Nahrungsaufnahme erhöht, hängt überwiegend von der Zusammensetzung und der Menge einer Mahlzeit ab. Vorrangig entscheiden die Menge und die Art der verzehrten Kohlenhydrate, wie hoch der Blutzuckerwert nach einer Mahlzeit ansteigt.

Damit diese Schwankungen nicht die normalen Grenzen überschreiten, sind die Hormone Insulin und Glukagon erforderlich, die beide in der Bauchspeicheldrüse (Pankreas) je nach Bedarf produziert werden. Insulin vermag einen zu hohen Blutzuckerspiegel zu senken, während Glukagon dafür verantwortlich ist, einen zu niedrigen Wert zu erhöhen.

Die Organe des menschlichen Körpers werden ständig über den Blutkreislauf mit lebenswichtigen Bausteinen beliefert. Diese Bausteine lassen sich in *Energie*- und *Aufbaustoffe* gliedern, die entweder aus der Nahrung oder aus den körpereigenen Speichern stammen. Der Zucker im Blut gehört zusammen mit den Blutfetten zu den energieliefernden Baustoffen. Sie versorgen alle Körperzellen mit Energie, die diese für ihre Arbeit benötigen. Die meisten Organe können bei Zuckermangel auf die Energie aus Fetten zurückgreifen, manche jedoch sind auf Zucker angewiesen. Hierzu zählt beispielsweise das Gehirn, das ohne Zucker seine Funktionen nicht aufrechterhalten kann. Ausfallerscheinungen im Gehirn sind daher bei Zuckerunterversorgung, wie sie bei nicht behandeltem Diabetes und falscher Ernährung vorkommen können, eine besonders gefürchtete Folge.

Es wurde bereits angesprochen, daß das Hormon Insulin bei der Senkung des zum Beispiel nach Mahlzeiten erhöhten Blutzuckerspiegels eine wichtige Rolle spielt. Dieser Effekt beruht auf der Fähigkeit des Insulins, die Wände der Körperzellen für Zucker (Glukose) durchlässiger zu machen, so daß dieser in den Zellen verbrannt werden kann. Die Glukose

strömt also verstärkt vom Blut in die Zellen, und damit sinkt automatisch die Blutzuckerkonzentration. Über diese Funktion hinaus übernimmt Insulin unter anderem wichtige Aufgaben im Fettstoffwechsel.

Beim Diabetiker ist ein Mangel an Insulin die Ursache für verschiedene Stoffwechselstörungen. Daß Insulin nicht ausreichend zur Verfügung steht, kann daran liegen, daß die Bauchspeicheldrüse zu wenig oder kein Insulin bildet oder die Wirkung des Hormons an den Zellwänden eingeschränkt ist und dann die normale Insulinmenge für eine effektive Blutzuckersenkung nicht mehr ausreicht. Das heißt, gleich welche Form des Diabetes vorliegt: Durch den Insulinmangel treten bei allen Diabetikern ein erhöhter Blutzucker- und meist auch ein zu hoher Blutfettwert als charakteristische Merkmale auf. Bei den Diabetesformen unterscheidet man generell den *Typ-I*- und den *Typ-II-Diabetes.*

## Wie entstehen Typ-I- und Typ-II-Diabetes?

Der Typ-I-Diabetes, früher wurde er der juvenile (jugendliche) Typ genannt, tritt vorwiegend bei Kindern, Jugendlichen oder schlanken Erwachsenen unter 40 Jahren auf.

Die Ursachen für auftretende Stoffwechselstörungen liegen hier in einer starken Schädigung beziehungsweise einem völligen Versagen der insulinproduzierenden Zellen in der Bauchspeicheldrüse. Diese Defekte entstehen häufig durch Virusinfektionen. Der Typ-I-Diabetes kommt recht selten vor und ist in der Regel nicht auf erbliche Veranlagung zurückzuführen.

Dieser Diabetestyp ist meist mit akuten Symptomen, wie starkes Durstgefühl, Leistungsschwäche, Harnflut, Gewichtsabnahme, verbunden, und die Patienten müssen vom Zeitpunkt der Diagnose an mit Insulin behandelt werden. Man bezeichnet diesen Diabetestyp auch als „insulinabhängig", da der Körper aufgrund der fehlenden Insulinbildung auf die Hormonzufuhr von außen angewiesen ist.

Bei Typ-I-Diabetes ist die Insulintherapie die vorrangige medizinische Behandlung. Die Diät spielt ebenfalls eine wichtige Rolle, hier müssen die ärztlichen Vorgaben exakt befolgt werden.

Der Typ-II-Diabetes wurde früher als Alters- oder Erwachsenendiabetes bezeichnet. Symptome treten vorwiegend im mittleren oder fortgeschrittenen Alter zutage. Diabetiker dieses Typs sind in den meisten Fällen übergewichtig. Charakteristisch ist, daß die Entwicklung dieser Stoffwechselstörung allmählich, über Jahre hinweg, verläuft. Hier ist nicht wie beim Typ-I-Diabetes die Schädigung der insulinproduzierenden Zellen die Ursache der Störungen im Stoffwechsel, sondern es ist die geminderte Insulinwirksamkeit beim Transport von Glukose (Zucker) in die Körperzellen, die eine Senkung des Blutzuckerspiegels verhindert. Damit diese Störung behoben werden kann, benötigt der Körper mehr Insulin als ein gesunder Organismus. Die Bauchspeicheldrüsenzellen müssen entsprechend mehr Insulin produzieren. Es kommt langfristig zu einer Überforderung und allmählich zu einer Erschöpfung dieser stets auf Hochtouren arbeitenden Zellen.

Einer zunehmenden Erschöpfung kann man zwar mit blutzuckersenkenden Tabletten eine gewisse Zeit lang entgegenwirken, nach einigen Jahren läßt jedoch die Wirksamkeit dieser Behandlung nach. In schwerwiegenden Fällen wird auch hier eine künstliche Insulinzufuhr notwendig.

Beim Typ-II-Diabetes, der wesentlich häufiger auftritt als der Typ-I-Diabetes, ist zwar das Erbrisiko vergleichsweise größer, man kann jedoch mit einer richtigen Ernährung der Ausprägung von Symptomen und möglichen Folgeerscheinungen vorbeugen und erhöhte Blutzucker- und Blutfettkonzentrationen wirksam senken. Voraussetzung ist natürlich, daß ein Diabetes und seine Ursachen rechtzeitig erkannt werden. Für die Entstehung des Typ-II-Diabetes werden sowohl interne (vererbte) als auch externe (umweltbedingte) Ursachen verantwortlich gemacht. Dazu zählen:

• die vererbte Anlage zum Typ-II-Diabetes,

• die Fehlernährung (zu kalorienhaltig, zu süß, zu fett, zu viel) mit Übergewicht als Folge,

• zu wenig körperliche Bewegung (wenn die Muskeln nicht trainiert sind, kann der Körper die Glukose und das Fett aus der Nahrung nicht in ausreichendem Maße verbrauchen) und

• andauernde Streßsituationen (sie rufen nervale und hormonelle Veränderungen hervor, die eine verschlechterte Insulinwirkung nach sich ziehen können).

*Übergewicht*, in der Regel bedingt durch eine falsche Ernährung, ist der entscheidende Faktor, der den Typ-II-Diabetes (Diabetes mellitus) auslöst. Dies zeigt sich darin, daß *mehr als 80 Prozent* aller Typ-II-Diabetiker bereits vor ihrer Erkrankung übergewichtig waren.

Früher sah man diese Form des Diabetes als harmlos an, was sich jedoch als schwerwiegender Fehler herausstellte. Es kommt hier zwar nicht zu den erheblichen Stoffwechselschwankungen, die beim Typ-I-Diabetes auftreten, dafür kann es beim Typ-II-Diabetes zu zahlreichen chronischen Leiden kommen, wie Sehbehinderungen (diabetische Retinopathie), Nervenschädigungen (diabetische Neuropathie), Nierenfunktionsstörungen (diabetische Nephropathie) und Durchblutungsstörungen am Herzen (Herzinfarkt), im Gehirn (Schlaganfall) und in den Beinen.

Werden die durch den Insulinmangel verursachten Fehlfunktionen nicht rechtzeitig erkannt und behandelt, kann es zu schwerwiegenden Komplikationen kommen. Diese Komplikationen können kurzfristiger (akuter) oder langfristiger (chronischer) Natur sein. Man nennt sie bei akutem Auftreten auch *„Entgleisung"*, bei chronischem Verlauf spricht man von einer *„schlechten Stoffwechseleinstellung"*.

Das Coma diabeticum ist ein solcher bedrohlicher Zustand, bei dem es zu Störungen des Bewußtseins bis hin zur Bewußtlosigkeit kommt.

Eine unzureichende Behandlung des Diabetes hat meist chronische Veränderungen an kleinen und großen Blutgefäßen, aber auch an den Nerven zur Folge. Diese Veränderungen sind meist sehr gefährlich, da sie sich unbemerkt entwickeln und erst durch ihre Komplikationen entdeckt werden. Sie treten oft erst nach langer Diabetesdauer (10 bis 20 Jahre) auf.

Wann und ob sich diese Veränderungen überhaupt zeigen, hängt davon ab, wie lange der Diabetes ohne oder mit unzureichender Therapie besteht.

Bei vielen Diabetikern wird die charakteristische Glukosestoffwechselstörung meist von einer Hyperlipidämie begleitet. Darunter versteht man eine Vermehrung von Fett (Triglyzeride) und fettähnlichen Substanzen (Cholesterin) im Blut.

Fast jeder zweite Diabetiker leidet darüber hinaus an Bluthochdruck (Hypertonie).

Diese Risikofaktoren mit ihren Komplikationen können beim übergewichtigen Diabetiker durch eine Gewichtsabnahme bis hin zum Normalgewicht entschärft werden. In den meisten Fällen kann man allein durch diese Maßnahme Blutzucker, Blutfettwerte und den Blutdruck senken.

Der Diabetes ist zwar noch nicht heilbar, aber er muß nicht gezwungenermaßen einen lebensbedrohlichen Verlauf nehmen. Wird er schon frühzeitig erkannt und erfolgt eine gute und dauerhafte Behandlung, zu der sowohl die Einstellung und Kontrolle des Diabetes durch den Arzt als auch die entsprechende Diät gehören, so ist man bestens geschützt vor den möglichen Folgen dieser Stoffwechselstörungen.

Die in diesem Buch vorgeschlagene Reduktionskost mit Hilfe der Diät-Computerwaage ist für Diabetiker ebenso geeignet wie für Übergewichtige, die noch nicht an einer Stoffwechselstörung erkrankt sind.

# Ernährungstips für Diabetiker

Grundsätzlich müssen Diabetiker in ihrer täglichen Ernährung folgende wichtige Empfehlungen beherzigen:

• Meiden Sie *Rohr-* und *Rübenzucker* (*weißer und brauner Haushaltszucker*), *Traubenzucker* und *Malzzucker*, aber auch alle hiermit gesüßten Nahrungsmittel. Die Zutatenlisten auf den Verpackungen von Fertigprodukten geben Ihnen hier wertvolle Auskünfte.

Meiden Sie ebenso Lebensmittel, die von Natur aus reichlich *Traubenzucker*, *Rohrzucker* oder *Malzzucker* enthalten. Überreife Früchte, Honig, Rübensirup, Weintrauben, Bananen, Trockenfrüchte, Malzbier, normales Bier, Sekt, Südweine und zuckerhaltige Limonaden oder Colagetränke sollten Sie von Ihrem Speisezettel streichen.

• Die 4 *Zuckeraustauschstoffe* Fruktose, Sorbit, Mannit und Xylit benötigen für ihre Verwertung im Stoffwechsel weniger Insulin als Zucker, sind aber trotzdem für Typ-I-Diabetiker nicht geeignet. Typ-II-Diabetiker können Zuckeraustauschstoffe verwenden, müssen sie jedoch als Kohlenhydrate und auch als Kalorien berechnen. Die Tageszufuhr sollte 50 Gramm nicht überschreiten. *Süßstoffe*, wie Cyclamat und Saccharin, sind nahezu kalorienfrei und für alle Diabetiker geeignet.

- Meiden Sie *weiße Brotsorten* und *helles Mischbrot.* Vollkornbrot, vorzugsweise mit ganzen Getreidekörnern, verhindert einen raschen Blutzuckeranstieg nach dem Essen. Morgens ist Frischkornmüsli aus zuvor eingeweichtem Schrot das ideale Frühstück für den Diabetiker.

- Verwenden Sie vorwiegend *Gemüsesorten mit relativ geringem Kohlenhydratgehalt,* wie Bleichsellerie, Blumenkohl, Brokkoli, Champignons, Chicorée, Chinakohl, Eisbergsalat, Endiviensalat, Feldsalat, Gurken, Kohlrabi, Kopfsalat, Mangold, Pfifferlinge, Radicchio, Radieschen, Rettich, Sauerkraut, Spargel, Spinat, Tomaten, Weißkohl und Wirsing.

- Die von Ihrem Arzt empfohlene tägliche Zufuhr an *Broteinheiten (BE)* sollten Sie über mindestens 5 Mahlzeiten am Tag verteilen, andernfalls kann es leicht zu einer Überforderung Ihrer insulinproduzierenden Bauchspeicheldrüse kommen.

- Decken Sie Ihren *Eiweißbedarf* am besten mit Magermilch und Magermilchprodukten, magerem Fleisch und Fisch und pflanzlichem Eiweiß aus Vollkornprodukten, Hülsenfrüchten und anderem Gemüse. Dabei ist es ideal, tierisches und pflanzliches Eiweiß zu gleichen Teilen zu essen.

- Begrenzen Sie Ihren *Fettverzehr* in Form von Streichfetten, Kochfetten und den versteckten Fetten auf insgesamt maximal 60 Gramm pro Tag. Sparen Sie vor allem konsequent beim Aufstrichfett. Sie sollten stets pflanzliche Fette vorziehen, das heißt Diätmargarine als Aufstrich und Pflanzenöle zum Braten einsetzen.

- Achten Sie stets auf eine *ausreichende Vitaminversorgung,* da sich ein Vitaminmangel bei Diabetikern wesentlich schneller und vor allem auch gravierender bemerkbar macht als bei Nichtdiabetikern. Essen Sie täglich frisches Obst und Gemüse, Vollkornprodukte und magere Milcherzeugnisse. Obst, Gemüse und Vollkorn liefern darüber hinaus, die für eine geregelte Verdauung wichtigen Ballaststoffe.

- *Kochsalz* sollten Sie nur in geringen Mengen zu sich nehmen, verzichten Sie möglichst ganz auf das Nachsalzen. Denn ein Zuviel an Kochsalz erhöht den bei Diabetikern sowieso häufig zu hohen Blutdruck.

Weitere hilfreiche Tips und Informationen für Ihre gesunde Ernährung können Sie im folgenden Kapitel „Eine vollwertige Ernährung ist die beste Basis" (Seite 26 bis 36) nachlesen.

# Eine vollwertige Ernährung ist die beste Basis

Jedes Lebewesen benötigt zur Lebenserhaltung *Energie*. Diese ist zunächst in den *Hauptnährstoffen* enthalten, wird mit der Nahrung aufgenommen und gelangt über den Darm ins Blut. Dieses transportiert die Nährstoffe in die Organe und Zellen, die Energie wird freigesetzt und dient zur Aufrechterhaltung verschiedener Funktionen, wie der Regulierung der Körpertemperatur, der Verdauungsarbeit, der Herztätigkeit und der Muskelaktivität.
Aber Energie ist nicht das einzige, was der Körper braucht. Zum Aufbau eigener Gewebe, Hormone und Enzyme benötigt er *Eiweiß*, und für den geregelten Ablauf verschiedenster Stoffwechselvorgänge ist er auf die Zufuhr von *Wasser, essentiellen Fettsäuren, Vitaminen* und *Mineralstoffen* angewiesen. All diese Stoffe nimmt er über den Darm auf. Dies trifft zwar auf die *Ballaststoffe* nicht zu, trotzdem erfüllen sie, wie wir noch sehen werden, ebenfalls wichtige Aufgaben. Die genannten lebensnotwendigen Nahrungsbestandteile teilt man folgendermaßen in Gruppen ein:
1. *Hauptnährstoffe:*
Eiweiß (Protein)
Fett und fettähnliche Stoffe
Kohlenhydrate

2. *Ergänzungsnährstoffe:*
Vitamine
Mineralstoffe (Mengen- und Spurenelemente)
Wasser
3. *Begleitstoffe:*
Ballaststoffe
Aromastoffe

Bei der Nahrungszusammenstellung haben sich in den vergangenen Jahren instinktiv oder durch äußere Einflüsse je nach Klima, Boden und Lebensgewohnheiten bestimmte nationale Ernährungsformen entwickelt.
Entscheidend für eine gesunde Ernährung, ganz unabhängig von allen Einflußfaktoren, ist die ausreichende Zufuhr aller Nährstoffe. Nur so kann der Körper alle Funktionen aufrechterhalten, und der Aufbau und die Erneuerung von Körpersubstanz sind gewährleistet.
Die *Energie* bezieht der Organismus vorwiegend aus den Hauptnährstoffen Fett, Eiweiß und Kohlenhydrate. Aber auch Alkohol und einige Zuckeraustauschstoffe liefern ihm Energie:
1 g Kohlenhydrate enthält:
4,1 kcal (17,2 kJ)
1 g Eiweiß enthält:
4,1 kcal (17,2 kJ)
1 g Fett enthält:
9,3 kcal (38,9 kJ)

1 g Alkohol enthält:
7,1 kcal (29,7 kJ)
1 g Sorbit oder Fruktose (Frucht-
zucker) enthält: 3,9 kcal (16,4 kJ)

In die Gruppe der nicht energieliefernden, aber unentbehrlichen
*Ergänzungsnährstoffe* gehören
Vitamine, Mineralstoffe, Wasser,
die essentiellen (lebensnotwendigen) Aminosäuren, die aus dem
Nahrungseiweiß stammen und als
Bausteine für das Körpereiweiß
eingesetzt werden, und die essentiellen Fettsäuren (insbesondere
die Linolsäure).
Als *Begleitstoffe* unserer Nahrung
kommen noch die Ballaststoffe
und die Aromastoffe hinzu, wobei
Ballaststoffe ebenfalls unverzicht-
bar sind.

# Eiweiß (Protein)

Eiweiß kann der Körper nur in
kleinen Mengen speichern und
muß es daher der täglichen Nahrung entnehmen. Es dient ihm als
„Baumaterial" für körpereigene
Gewebe und am Stoffwechsel be-
teiligte Strukturen, wie Enzyme
und Hormone. Nur in Ausnahme-
fällen dient Eiweiß auch als Ener-
gielieferant.
Eiweiß scheint der beste Freund
aller Übergewichtigen zu sein. Es
liefert im Endeffekt vergleichsweise wenig Energie, da seine
Verdauung Kalorien benötigt. Daneben haben eiweißreiche Lebensmittel, wie Fleisch, Fisch,

Wurst und Milchprodukte, einen
relativ hohen Sättigungswert.
Doch dieser Schein trügt, denn in
den meisten der genannten Lebensmittel verbirgt sich reichlich
Fett und damit viele Kalorien.

| Versteckte Fette in unseren Lebensmitteln | |
|---|---|
| Lebensmittel (jeweils 100 g) | Fettgehalt (in g) |
| Mettwurst | 52 |
| Erdnüsse | 47 |
| Leberwurst | 41 |
| Bratwurst | 33 |
| Milchschokolade | 33 |
| Schlagsahne | 30 |
| Emmentaler, 45% F. i. Tr. | 28 |
| Räucheraal | 26 |
| Matjesfilet | 23 |
| Edamer, 30% F. i. Tr. | 16 |

Bisher konnte wissenschaftlich
nicht bewiesen werden, daß ein
Zuviel an Eiweiß gesundheits-
schädlich wirkt, trotzdem muß vor
einer Überschreitung der empfoh-
lenen Mengen gewarnt werden.
Ein Erwachsener sollte *täglich
nicht mehr als 60 bis 70 g Eiweiß*
zu sich nehmen. Dieser Wert gilt
sowohl für den Gesunden als
auch für den Diabetiker.
Durch die Verdauung im Magen
und im Darm wird jegliches Nah-

rungseiweiß, ob tierischer oder pflanzlicher Herkunft, in Aminosäuren aufgespalten. Der Organismus kann aus diesen dann im sogenannten Stoffwechsel wieder eigenes Körpereiweiß aufbauen. Je ähnlicher das Nahrungseiweiß dem menschlichen Körpereiweiß ist, desto höher ist die Verwertbarkeit, hier spricht man auch von der „biologischen Wertigkeit". Sie ist bei Eiweiß aus Milch, Fleisch, Fisch und Eiern besonders hoch, beim Eiweiß aus Getreide, Hülsenfrüchten und Gemüse jedoch geringer. Eine Aufwertung des pflanzlichen Eiweißes erreicht man, wenn man gleichzeitig zu diesem tierisches Eiweiß ißt. Deshalb sollten in den täglichen Mahlzeiten beide Arten in etwa gleichen Mengen enthalten sein.

### DER PRAKTISCHE TIP
Ihre Eiweißzufuhr ist ausreichend gedeckt, wenn Sie täglich Milch, Milchprodukte, kleinere Portionen Fisch oder Fleisch (100 bis 150 g) vor allem in Kombination mit pflanzlichem Eiweiß aus Kartoffeln und Brot zu sich nehmen.

# Fett

1 g Fett enthält mehr als doppelt soviel Energie wie 1 g Eiweiß. Fett ist ein speicherfähiger Nährstoff, das heißt, im Übermaß genossen verursacht er schnell die gefürchteten „Fettpölsterchen". Dennoch darf Fett in einer ausgewogenen Ernährung nicht fehlen, weil einige wichtige Vitamine (Vitamin A, D, E und K) „fettlöslich" sind. Sie können vom Organismus nur in Verbindung mit Fett aufgenommen werden oder kommen zum Teil nur in Fett vor.
Wie das Eiweiß besteht Fett aus einzelnen Bausteinen, den Fettsäuren. Hier unterscheidet man die gesättigten und die ungesättigten Fettsäuren. Für unsere Ernährung von entscheidender Bedeutung sind die *mehrfach ungesättigten Fettsäuren* und hierbei insbesondere die Linolsäure. Sie kommt vor allem in Pflanzenölen, wie Distel-, Soja- oder Maiskeimöl, Sonnenblumen- und Erdnußöl vor. Je härter ein Fett ist, um so weniger ungesättigte Fettsäuren enthält es und desto sparsamer sollten Sie es auch verwenden. Zu den harten Fetten zählen die tierischen Fette, Talg und Schmalz sowie Kokosfett.

*Die gesamte tägliche Fettzufuhr sollten Sie so verteilen, daß sie* zu 1/3 auf Streichfett (= ca. 20 bis 25 g pro Tag) zu 1/3 auf Kochfett (= ca. 20 bis 25 g pro Tag) und zu 1/3 auf verstecktes Fett (= ca. 20 bis 30 g pro Tag) entfällt. Ihren Fettverzehr können Sie reduzieren, indem Sie fettarme Lebensmittel bevorzugen und auf eine fettsparende Zubereitung achten. Übrigens: Aufschnitt und Käse schmecken auf Brot auch ohne Streichfett!

**DER PRAKTISCHE TIP**
Für eine ausgewogene Ernährung ist es wichtig, möglichst viele verschiedene Fette zu verwenden. Es sollten jedoch *nicht mehr als 60 bis 80 g pro Tag* in Ihrer Nahrung enthalten sein.

Vergleichsweise *fettarme Nahrungsmittel* sind: *Magerquark*, *magere Käsesorten* (mit 20% oder weniger Fett in der Trockenmasse (F. i. Tr.), wie Weichkäse (Romadur, Limburger), Frischkäse und -zubereitungen, Sauermilchkäse (Mainzer-, Korb- und Harzkäse), Schmelzkäse und -zubereitungen sowie Kochkäse; *magere Wurstsorten*, wie Sülzen, zahlreiche Brühwürste (Jagd-, Bier-, Fleisch-, Knack- und Bockwurst); *mageres Fleisch*, wie Rindfleisch, Geflügel, Kalbfleisch, Schweinefleisch (Muskelfleisch und Schnitzel) sowie Hackfleisch vom Rind.

# Kohlenhydrate

Die Kohlenhydrate sollten den größten Anteil von *50 bis 55 Prozent der Gesamtenergiezufuhr* in unserer täglichen Nahrung liefern. Dies entspricht bei *einer täglichen Energiezufuhr von etwa 2000 kcal 245 g Kohlenhydraten.* Sie stammen zum größten Teil aus pflanzlichen Lebensmitteln. Man kann sie in unserer Nahrung als Stärke (komplexe Kohlenhydrate) oder Zucker (einfache Kohlenhydrate) finden.

Zu den *stärkehaltigen Lebensmitteln* gehören beispielsweise: Getreideerzeugnisse (Reis, Mehl, Haferflocken, Brot, Nudeln etc.), Kartoffeln, Hülsenfrüchte und andere Gemüse, die zusätzlich auch noch wasserlösliche Vitamine, Spurenelemente und Ballaststoffe liefern.

Die „Zuckergruppe" umfaßt zum Beispiel Trauben-, Malz-, Haushalts- beziehungsweise Rüben- und Milchzucker. Diese sind vor allem in Süßigkeiten (Bonbons, Konfekt), Speiseeis, Honig, Marmelade, süßem Gebäck, reifem Obst und in Milch enthalten. Aber ebenso beinhalten Getränke, wie Limonade, Cola, Bier, Liköre, Obst- und Gemüsesäfte, reichlich Zucker!

Die Kohlenhydrate, besonders die einfachen, werden rasch aus dem Darm ins Blut aufgenommen und stehen zur Verfügung, wenn kurzfristig Energie benötigt wird. Verzehren wir jedoch mehr, als unser Körper „verbrennen" kann, so wandern sie als „Depotfett" umgewandelt in die Fettspeicher des Körpers und machen sich als unerwünschte Pölsterchen bemerkbar.

Insbesondere Haushaltszucker trägt zur Gewichtszunahme entscheidend bei. Er enthält weder Vitamine, wie andere kohlenhydrathaltige Lebensmittel, noch Mineralstoffe. Daher sorgt er lediglich für „leere", das heißt reine, Kalorien und erhöht zudem die Kariesgefahr.

Natürlich müssen Sie nun nicht vollständig auf alles Süße verzichten. Doch denken Sie daran, daß ein hoher Zuckerverzehr den Appetit anregt und die so zusätzlich aufgenommene Energie meist nicht sofort wieder verbraucht, sondern als meist unliebsames Fett gespeichert wird.

### DER PRAKTISCHE TIP

Bevorzugen Sie Lebensmittel wie Brot, Getreidemüsli und Kartoffeln. Diese enthalten komplexe Kohlenhydrate und sättigen so stärker. Außerdem haben sie den Vorteil, daß sie noch Vitamine und Mineralstoffe beinhalten.

Bei *Diabetikern* kommt den Kohlenhydraten eine ganz besondere Bedeutung zu. Sie können nicht in vollem Umfang vom Körper verarbeitet werden. Dies gilt insbesondere für die schnell von der Nahrung ins Blut einströmenden Kohlenhydrate aus der „Zuckergruppe".

Ihr Arzt hat Ihnen nach sorgfältiger Untersuchung sicher genau gesagt, wie viele Gramm Kohlenhydrate Sie am Tag zu sich nehmen dürfen. Um diese Berechnung zu erleichtern, hat man sogenannte „Broteinheiten" festgelegt. *1 Broteinheit (BE) entspricht 12 g Kohlenhydraten*, das ist beispielsweise soviel, wie in 1 Scheibe Brot (25 g) oder 1 mittelgroßen Apfel (100 g) enthalten ist.

Die erlaubte Menge Kohlenhydrate wird Ihr Arzt also in BE ausdrücken.

Sowohl die Diät-Computerwaage als auch eine *Kohlenhydrataustauschtabelle*, die Sie im Buchhandel kaufen können, geben Ihnen Auskunft über die Kohlenhydratmengen in den einzelnen Lebensmitteln.

Damit Sie Ihre Bauchspeicheldrüse, die ja das Hormon Insulin produziert, nicht überfordern und so einen erhöhten Blutzuckerspiegel verursachen, ist es wichtig, die täglich erlaubten BE über die einzelnen Mahlzeiten zu verteilen. So wird Ihr Körper wesentlich leichter mit den Kohlenhydratmengen fertig. Für Diabetiker ist es also ganz wesentlich, 5 Mahlzeiten am Tag zu essen oder sie gar um weitere 1 oder 2 Mahlzeiten zu ergänzen. Hier wird Ihnen Ihr Arzt genauere Auskunft geben können.

Um Ihr Normalgewicht wieder zu erlangen, ist Ihnen „Der 2-Wochen-Diätplan" (Seite 54) sicher eine Hilfe. Die hier angeführten Gerichte liefern etwa 1200 kcal und enthalten 12 BE pro Tag.

# Vitamine

Wir müssen Vitamine mit der Nahrung aufnehmen, sonst kann es zu Mangelerscheinungen, im Extremfall sogar zu schweren Krankheiten kommen, da der Körper Vitamine nicht selbst aufbauen kann. Krankheiten wie Beri-beri (Vitamin-B1-Mangel) oder Skorbut (Vitamin-C-Mangel) sind in den westlichen Industrieländern zwar sehr selten geworden, in den Entwicklungsländern jedoch sind sie nach wie vor verbreitet. Dagegen sind Müdigkeit (insbesondere die Frühjahrsmüdigkeit), Abgeschlagenheit und mangelnde Widerstandskraft gegen Krankheiten bei uns häufige, meist unerkannte Folgen von Vitaminmangel.

Zu den *fettlöslichen Vitaminen* zählen Vitamin A, D, E und K. Sie sind in tierischen Lebensmitteln enthalten. Die Vorstufe des Vitamin A, das Karotin, ist dagegen auch in pflanzlichen Lebensmitteln, wie Gemüse und Obst, zu finden.

Zu den *wasserlöslichen Vitaminen* zählen Vitamin C und die Vitamine der B-Gruppe (B1, B2, B6, B12, Niazin, Pantothensäure, Folsäure und Biotin). Das Vitamin C ist vor allem in Zitrusfrüchten und vielen Obst- und Gemüsesorten enthalten. Die B-Vitamine kommen sowohl in pflanzlichen (Vollkornprodukte, Obst, Gemüse, Hülsenfrüchte) als auch in tierischen (Fleisch, Geflügel, Fisch, Milch) Lebensmitteln vor.

*Diabetiker* benötigen keinen Vitaminzuschlag gegenüber den Nichtdiabetikern, aber sie reagieren auf einen Mangel wesentlich empfindlicher.

In bestimmten Situationen kann es zu einem Mangel kommen, nämlich dann, wenn übermäßig Alkohol oder Nikotin konsumiert wird. Hier erhöht sich der Vitamin-C-Bedarf. Aber auch während des Wachstums, der Schwangerschaft, beim Stillen, im Alter und bei körperlicher Arbeit werden mehr Vitamine benötigt. Wie Sie Lebensmittel vitaminschonend garen, erfahren Sie im Kapitel „Die schonende Zubereitung" (Seite 45).

# Mineralstoffe

Mineralstoffe sind Substanzen aus der unbelebten Natur und gelangen über das Wasser und die Nahrung in den menschlichen Organismus. Hier dienen sie als Baustoffe für Knochen und Zähne, aber auch als Regler für den reibungslosen Ablauf vieler Stoffwechselvorgänge. Nach dem Gehalt im Körper unterscheidet man *Mengenelemente* (hierzu zählen Kalzium, Phosphor, Natrium, Kalium, Magnesium und Chlorid) und *Spurenelemente* (hierzu zählen Eisen, Zink, Fluor, Kupfer, Mangan, Jod und Kobalt).

Der Bedarf an Mineralstoffen richtet sich nach dem Lebensalter, dem Geschlecht und der körperlichen Belastung. Wie bei Vitaminen sollte stets eine ausreichende Zufuhr gewährleistet sein, unabhängig davon, ob gerade eine Diät durchgeführt wird oder nicht.

Die hier vorgeschlagenen Rezepte enthalten ausreichende Mengen an Vitaminen und Mineralstoffen, so daß an dieser Stelle eine Berechnung überflüssig wäre.

Im allgemeinen sichern Sie sich eine ausreichende Zufuhr auch als *Diabetiker*, wenn Sie einer gemischten Ernährungsweise den Vorzug geben. Das bedeutet, sowohl tierische Lebensmittel, hier vor allem Milch und Milchprodukte, als auch pflanzliche Lebensmittel, wie Frischgemüse, Salate, Vollkornerzeugnisse und Obst, sollten immer auf Ihrem Speiseplan vertreten sein.

*Übrigens:* Obst und Gemüse schmecken als Rohkost hervorragend und enthalten dann die meisten Vitamine und Mineralstoffe. Wärmezufuhr und Kochwasser schädigen einige Vitamine und schwemmen wertvolle Mineralstoffe aus.

Als wichtiger Mineralstoff „mit Tücken" soll hier Kochsalz ausführlicher besprochen werden.

*Kochsalz* (*Natriumchlorid*) besteht aus Natrium und Chlor, zwei lebensnotwendigen Mineralien. Dennoch gilt hier: je weniger, desto gesünder.

Salz hat zwar keine Kalorien, es bindet aber ziemlich viel Flüssigkeit im Körper – man sieht daher bei einer zu hohen Kochsalzzufuhr dicker aus.

Krankheiten, vor allem Bluthochdruck, an dem besonders Übergewichtige häufig leiden, werden unter anderem durch einen erhöhten täglichen Kochsalzkonsum begünstigt.

Kochsalz ist in angemessener Menge für unseren Körper unentbehrlich. Hier reicht die natürlicherweise in Lebensmitteln vorkommende Menge bereits aus, um den Bedarf zu decken. Viele Fertigprodukte, nicht nur Salzstangen oder gesalzene Nüsse, enthalten einen hohen Anteil an Salz, und auch der Salzstreuer trägt das Seinige dazu bei, daß wir täglich zuviel des Guten tun.

### DER PRAKTISCHE TIP
Soweit Salz zum Kochen oder Nachwürzen erforderlich ist, verwenden Sie es sparsam. Nehmen Sie jodiertes Speisesalz, Sie beugen damit einem Jodmangel vor.

Der *normale Tagesbedarf an Kochsalz liegt bei 3 bis 5 g.* Unser gegenwärtiger tatsächlicher Verbrauch liegt dagegen bei etwa 15 g täglich.

Farbtafel 1:
Gemüse, Obst,
Vollkornerzeugnisse,
magere Milchprodukte und
mageres Fleisch sind
wichtige Bestandteile
einer gesunden Ernährung

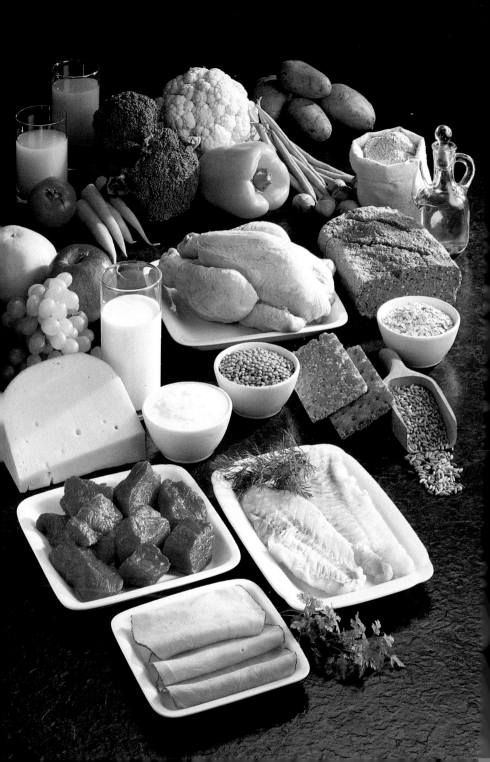

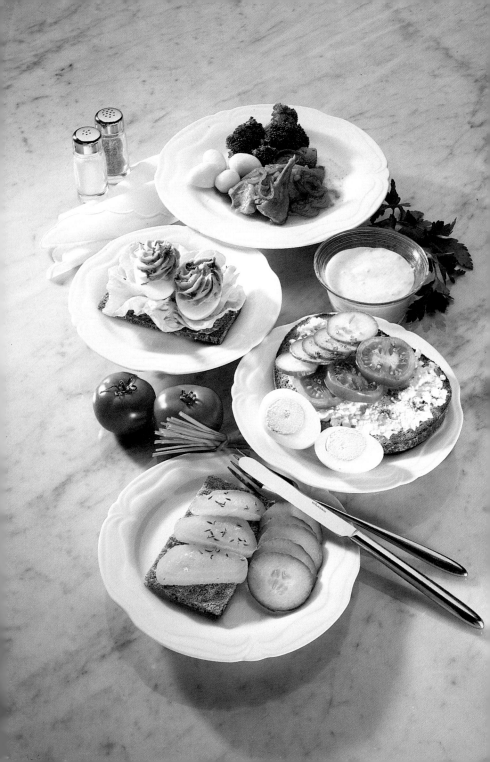

Reduzieren Sie deshalb unbedingt Ihren Kochsalzverbrauch, und bevorzugen Sie Gewürze (keine Gewürzmischungen, denen oft Salz hinzugefügt wird), frische Kräuter aus dem eigenen Garten, dem Balkon- oder Fenstergärtchen. Wie schonen Sie Vitamine und Mineralstoffe? Vermeiden Sie:
– unnötige Licht- und Lufteinflüsse beim Lagern und Wässern von Lebensmitteln,
– langes Kochen in viel Wasser sowie
– mehrmaliges Aufwärmen der Speisen.

# Wasser

Ohne Wasser kann der Mensch nur wenige Tage überleben. Daher ist Wasser das lebensnotwendigste Element für den Körper. Es dient als Transport- und Lösungsmittel für die anderen Nährstoffe im Blut. Insbesondere die

Farbtafel 2:
(Diätplan 1. Woche Sonntag Seite 55)
oben: Geschmorte Putenkeule
(Rezept Seite 80)
oben Mitte: Fruchtquark „Spezial"
(Rezept Seite 68)
Mitte rechts: Schönheitsfrühstück
(Rezept Seite 62)
Mitte links: Gefüllte Eier
(Rezept Seite 98)
unten: Pikantes Knäckebrot
(Rezept Seite 67)

Nieren können nur mittels einer ausreichenden Flüssigkeitszufuhr die wasserlöslichen Abfallprodukte des Organismus ausscheiden. So sollten Sie gerade während einer Reduktionsdiät täglich 2 bis 2 ½ l Flüssigkeit zu sich nehmen, davon *1 bis 1 ½ l als Getränke.* Der Rest ist bereits in wasserhaltigen Lebensmitteln, wie Obst, Gemüse und Kartoffeln, enthalten. Verzichten Sie auf Getränke, wie Limonade, Cola oder Nektare. Sie enthalten viel Zucker und damit Kalorien, die sich auf diese Art leicht einsparen lassen. Wasser, Mineralwasser, Kaffee, Tee oder kalorienreduzierte Getränke sind dagegen in unbegrenzter Menge erlaubt.

# Ballaststoffe

Die meisten zu den Ballaststoffen zählenden Substanzen müßten von ihrem chemischen Aufbau her zu den Kohlenhydraten gerechnet werden. Sie werden aber im Vergleich zu anderen Kohlenhydraten im Darm nicht oder nur zu einem geringen Teil verdaut, sind also keine Nährstoffe, sondern als eine Art „Müllmänner" nützlich und sorgen für eine geregelte Darmtätigkeit.
Nehmen wir zu wenig Ballaststoffe zu uns, so häufen sich die Nahrungsreste im Darm an – es kommt zur Verstopfung. Die Ballaststoffe quellen im Wasser auf, füllen den Magen und regen

durch das größere Volumen des Darminhalts die Darmtätigkeit an. Auf diese Weise können auch schädliche Substanzen, die möglicherweise Krankheiten, wie Gallensteine und Darmkrebs, mit verursachen, durch eine beschleunigte Darmpassage den Körper schnell wieder verlassen, ohne Unheil anzurichten.

### DER PRAKTISCHE TIP
Bereits *30 g Ballaststoffe pro Tag* reichen aus, um einen geregelten Stuhlgang zu sichern. Bevorzugen Sie Obst, Gemüse und Vollkornprodukte. Sie enthalten in der Fasersubstanz beziehungsweise in den Rand- und Schalenteilen des Getreidekorns ausreichende Mengen Ballaststoffe. Damit diese im Darm ihre Funktion als Quellstoffe erfüllen können, ist es wichtig, mit den ballaststoffreichen Lebensmitteln ausreichend Flüssigkeit zu sich zu nehmen.

In der Ernährung von *Diabetikern* haben Ballaststoffe eine besondere Bedeutung, da sie einen raschen Blutzuckeranstieg nach einer Mahlzeit verhindern. Wie neuere Untersuchungen zeigten, sind es vor allem Ballaststoffe aus unverarbeiteten oder gering verarbeiteten Lebensmitteln, die hier besonders günstig wirken. Diabetiker sollten demnach Vollkornbrot mit ganzen Körnern, Müsli aus eingeweichtem, unerhitztem Getreideschrot, rohes Obst und Gemüse bevorzugen oder letzteres begleitend zu den Mahlzeiten, zum Beispiel als Salat, essen. Ballaststoffe aus Weizenkleie oder Fertiggetreideflocken, also aus stark zerkleinerten oder erhitzten Produkten, sind für den Diabetiker nicht ideal.

## Aromastoffe

Aromastoffe kommen in der Natur in zahlreichen Pflanzen vor. Sie geben den Speisen ihren unverwechselbaren Geschmack. Besonders konzentriert finden sich die Aromastoffe in Gewürzen. Leider überlagern wir das naturgegebene Aroma der Lebensmittel oft mit Salz oder zu vielen Gewürzen. Probieren Sie es doch einmal aus: Wie herrlich schmecken nur leicht gedünstete Karotten oder frische grüne Bohnen mit nur einem Hauch Salz. Gewürze erfüllen darüber hinaus auch nützliche Funktionen für unsere Gesundheit. Die Verdauungssäfte werden angeregt (Kümmel, Majoran und andere Gewürze sind wahre „Verdauungshelfer"), und im frischen Zustand liefern Kräuter reichlich Vitamine.

# Das Abnehmprogramm
# mit der Diät-Computerwaage

Nach diesem Exkurs in die Ernährungslehre und einigen Tips zum Abnehmen soll es nun endlich losgehen mit dem Reduktionsprogramm, falls Sie nicht sowieso schon einige Rezepte ausprobiert haben.

Aber, und dies soll hier nicht verschwiegen werden, eine Reduktionsdiät kann auch das eine oder andere Problem mit sich bringen. Nur selten verläuft das Abnehmen ohne Schwierigkeiten.

Einige immer wieder auftretende Fragen sollen in diesem Kapitel beantwortet werden. Sollten Sie darüber hinaus noch Informationen benötigen, so stehen Ihnen Verbraucherzentralen und -beratungsstellen, die Deutsche Gesellschaft für Ernährung (DGE) sowie ländlich-hauswirtschaftliche Beratungsstellen mit persönlichen Ernährungsberatungen, aber auch mit Informationsmaterialien sicher gern zur Verfügung.

Sind Sie in Besitz einer Diät-Computerwaage der Firma TEFAL, so erhalten Sie in diesem Abschnitt wertvolle Tips für den Umgang mit diesem Küchenhelfer.

## Probleme beim Abnehmen

Fast jeder, der abnehmen möchte, hat es schon erlebt: Man hat die besten Vorsätze, auch die ideale Diät – und trotzdem besiegt der Hunger in den ersten „mageren Tagen" den eisernen Willen. Die Verdauung spielt nicht so recht mit, oder spätestens nach 2 oder 3 Wochen, wenn man überhaupt so lange durchgehalten hat, erzielt man nur noch geringe Erfolge. Dennoch sollten Sie sich davon nicht entmutigen lassen. Diese Schwierigkeiten kommen nicht aus heiterem Himmel, sie haben ihre Gründe.

### Hunger

Bei dem einen oder anderen stellt sich in den ersten Tagen der Diät doch einmal der Hunger ein. Das ist völlig normal, denn der Magen ist eine größere Nahrungsmenge gewohnt. Nach einer kurzen Anpassungsphase jedoch läßt der Hunger nach.

DER PRAKTISCHE TIP
Um diese Zeit zu überbrücken, sorgen Sie dafür, daß Sie kalorienarme Nahrungsmittel im Haus

haben. Magermilchprodukte, rohes Gemüse oder Obst, aber auch fettfreie Brühe nehmen dem Heißhunger schnell den Wind aus den Segeln.

## Blähungen und Völlegefühl

Haben Sie sich bisher eher ballaststoffarm ernährt, so können Blähungen die Folge des höheren Ballaststoffanteils im Essen sein.

### DER PRAKTISCHE TIP
Stellen Sie Ihre Ernährung langsam um, damit sich Ihr Darm allmählich mit den „Helfern" anfreunden kann. Wir empfehlen Vollkornbrot, da es viele Ballaststoffe und Vitamine enthält. Vertragen Sie es wider Erwarten nicht, probieren Sie es zunächst mit ballaststoffärmeren Brotsorten, wie Mischbrot oder Mehrkornbrot.

## Geringe Abnehmerfolge

Nach etwa 2 Wochen hat sich der Körper auf die geringere Nahrungs- und Energiemenge eingestellt und verringert seinen Energieverbrauch. Dies ist eine natürliche Schutzreaktion, durch die der Körper eine längere Hungerphase besser überstehen kann. Die Folge ist natürlich: Man nimmt nicht mehr mit der gleichen Geschwindigkeit ab wie bisher. Das ist völlig normal, halten Sie dennoch durch.

## Wassereinlagerung

Immer wieder stellen Frauen während ihrer Periode fest, daß sie etwa 1 kg mehr wiegen, und das ist nicht nur während einer Schlankheitsdiät so. Die Nieren scheiden in diesen Tagen weniger Natrium aus, und dadurch wird mehr Wasser im Körper gebunden als zuvor. Die Gewichtszunahme beruht also nicht auf einer erneuten Fetteinlagerung, sondern lediglich auf einer verringerten Wasserabgabe. Diese Gewichtsveränderung reguliert sich nach ungefähr 3 Tagen von selbst.

## Verstopfung

Viele Menschen klagen, allerdings nicht nur während der Reduktionsdiät, über eine schlechte Verdauung. Auch hier liegt der Grund in der verringerten Nahrungsmenge oder einer unzureichenden Menge an Ballaststoffen in der Nahrung. Ballaststoffreiche Lebensmittel, wie Gemüse, Obst und Vollkornprodukte, sind willkommene Helfer für den Darm und regen seine Tätigkeit auf natürliche Weise an.

## Kältegefühl

Haben Sie das Gefühl, seitdem Sie einige Pfunde abgenommen haben, beginnen Sie schneller zu frieren? Ihr Körper hat durch die abnehmende Fettmasse nun eine geringere Wärme- beziehungsweise Kälteisolierung, auf die er sich erst einstellen muß. Also auch hier gilt: Kein Grund zur Sorge, der Körper braucht eine Weile, um sich daran zu gewöhnen.

# Tips zur Diät-Computerwaage

Sie sind im Besitz einer neuen Diät-Computerwaage und stehen nun voller Erwartungen vor dem ersten Ausprobieren. Vielleicht sind Sie über ihre Größe etwas verwundert? Durch ihre kompakte, platzsparende Größe, die durch die besondere Sensitiv-Computer-Technik ermöglicht wird, können Sie die Waage in der kleinsten Küche an einem praktischen Ort, beispielsweise auf einer kleineren Arbeitsfläche aufstellen.

Sind Sie *Diabetiker*, müssen Sie jedes Lebensmittel abwiegen, zumindest, bis Sie ein „Augenmaß" für die Mengen entwickelt haben. Diese Waage können Sie auch problemlos in den Urlaub, auf eine Geschäftsreise oder zum Kochen bei Freunden mitnehmen.

Bevor Sie die Diät-Computerwaage in Betrieb nehmen, machen Sie sich mit ihrer Funktionsweise vertraut. Haben Sie die beigelegte Betriebsanleitung sorgfältig gelesen, so können Sie starten. Falls Sie sich mit einigen Funktionen noch nicht so ganz vertraut fühlen, lassen Sie sich Zeit, und probieren Sie einfach aus.

## Die Funktionen der Waage auf einen Blick

Haben Sie anfangs trotz der beiliegenden Beschreibung einige Schwierigkeiten, werden Ihnen die folgenden Tips und Tricks sicher nützlich sein.

*ON/OFF*
• Ein leichter Druck auf diese Funktionstaste reicht aus, um die Waage einzuschalten.
Erscheint das Symbol 0, ist die Waage funktionsbereit.
• Wollen Sie nacheinander verschiedene Zutaten in ein Gefäß einwiegen, so drücken Sie jeweils nach Eingabe der nächsten Zutat erneut die on/off-Taste und warten auf das Symbol 0. Nun können Sie die nächste Zutat abwiegen.
• Beim Ausschalten achten Sie darauf, daß nach dem ersten Drücken der on/off-Taste das Symbol 0000 erscheint. Drücken Sie direkt danach erneut die Taste, dann schaltet sich die Waage aus.

*CODE*
• Nach dem Abwiegen des Nahrungsmittels geben Sie sofort die entsprechende Codenummer ein. Dazu die Codetaste drücken und das Symbol C 0 abwarten. Anschließend rasch die entsprechende Codenummer eingeben, denn mit dem Ertönen des Speichersignaltons muß die Eingabe beendet sein. Nun können Sie die Energie- und Nährstoffwerte per Tastendruck abfragen.

*MEMO +*
- Wollen Sie ein Nahrungsmittel speichern, so geben Sie die Codenummer ein und drücken anschließend sofort, ehe der Speichersignalton ertönt, die Taste Memo +. Die Codenummer ist gespeichert, nachdem der Speichersignalton zu hören war.

*%*
- Haben Sie die entsprechende Codenummer eingespeichert, so können Sie die Prozentwerte für Fett, Eiweiß und Kohlenhydrate abrufen. Dazu als erstes die %-Taste drücken und anschließend die Funktionstaste für den gewünschten Nährstoff.

*MEMO TOTAL*
- Haben Sie mehrere Nahrungsmittel gespeichert, so können Sie die Summe der Nährstoff- und der Energiewerte abrufen. Dazu drücken Sie die Taste Memo Total und sofort anschließend die gewünschte Funktionstaste.

Sie werden sich schnell mit der Diät-Computerwaage vertraut gemacht haben und können so Ihre tägliche Ernährung überwachen und eventuelle Fehler, beispielsweise einen zu hohen Fettkonsum, leicht erkennen und auch beheben.

### DER PRAKTISCHE TIP
Bevor Sie die Zutaten für ein neues Rezept oder die Nahrungsmittel für einen neuen Tag einspeichern, machen Sie es sich unbedingt zur Gewohnheit, die Funktionstaste *Memo Clear* zu drücken.

# Hinweise zu den Rezepten

Die Reduktionsdiät setzt sich aus *täglich 5 Mahlzeiten zusammen.* Entwickeln Sie keinen falschen Ehrgeiz, indem Sie häufiger Mahlzeiten ausfallen lassen! Mehrere kleine Mahlzeiten am Tag erleichtern das Durchhalten und lassen Hunger gar nicht erst aufkommen. Sparen Sie dagegen Mahlzeiten ein, riskieren Sie, vom Heißhunger „überfallen" zu werden, und eine ausreichende Zufuhr an lebenswichtigen Nährstoffen, Vitaminen und Mineralstoffen ist nicht mehr gewährleistet. Bei besonderen Gelegenheiten, wie einem Restaurantbesuch, einer Einladung oder an Festtagen, kann man Zwischenmahlzeiten mit der Hauptmahlzeit kombinieren. So steht ein größerer Spielraum zur Verfügung. Abwechslung ist bei einer Diät, die Spaß machen und schmecken soll, das A und O. Aus diesem Grund sollten Sie für das Frühstück, die Zwischenmahlzeiten, das Mittagessen, das Abendbrot und die Spätmahlzeit die Lebensmittel aus verschiedenen Lebensmittelgruppen auswählen. Diese sind jeweils vor den Rezepten für die einzelne Mahlzeit erläutert. Die Lebensmittel und Zutaten in diesem Buch sind so gewählt, daß Sie die Diät jederzeit durchführen können. Sie sind überall erhältlich. Sie finden für jede Mahlzeit erprobte Rezeptvorschläge, die Lebensmittel aus den entsprechenden, am Anfang jedes Rezeptkapitels angegebenen Lebensmittelgruppen enthalten und die auch für *Diabetiker* geeignet sind. Für jedes Rezept sind die durchschnittlich enthaltenen Mengen an Kilokalorien (kcal), Kilojoule (kJ), Broteinheiten (BE), Fett (F), Eiweiß (E) und Kohlenhydraten (KH) angegeben.

Sie können alle Mahlzeiten untereinander austauschen, so beispielsweise, wenn Sie lieber abends warm essen und dafür das kalte Abendessen als Mittagsverpflegung mit an den Arbeitsplatz nehmen möchten.

Für eine Person zu kochen ist meist schwierig und zeitaufwendig. Einfacher ist es, die Familie einzubeziehen. Vielleicht schließt sich der ein oder andere aus Ihrer Familie mit Gewichtsproblemen schon bald Ihrem Vorhaben an. Für alle anderen können Sie entweder etwas größere Portionen einplanen oder zunächst Ihre Speisenmenge abtrennen und das Gericht anschließend etwas „anreichern". Denn unzufriedene Esser am Tisch verderben Ihnen leicht die Lust, Ihrer Diät treu zu bleiben.

Gemeinsames Kochen am Wochenende, auch mal mit ernährungsbewußten Freunden oder Arbeitskollegen, macht Spaß, und man kann so leicht dem Unverständnis am Arbeitsplatz oder im

Freundeskreis vorbeugen. Alle Rezepte sind, bis auf die geschmorte Putenkeule (Seite 80), für eine Person berechnet. Sie können die Mengen problemlos auf 2 oder 4 Portionen umrechnen. Beachten Sie dann, daß sich die Garzeiten entsprechend verlängern.

Andernfalls verbleiben die bisher gespeicherten Werte im Speicher und werden zu den neuen Werten hinzugerechnet. Bei einigen Rezepten stehen 2 Lebensmittel zur Auswahl. Der *Diabetiker* sollte stets das diabetikergeeignete Lebensmittel wählen, zum Beispiel beim „Kraftfrühstück" (Seite 61) die Diabetikermarmelade.

## Maße, Gewichte und Portionsgrößen

Einige Lebensmittel werden in den Rezepten nicht in Gramm, sondern in Küchenmaßen, wie Teelöffel, Eßlöffel, Tassen, Scheiben oder Stücken, angegeben. Diese sind beim Kochen viel einfacher zu handhaben. In der nebenstehenden Tabelle sind einige dieser Maßangaben für ausgewählte Lebensmittel in Gramm „übersetzt". Es handelt sich jedoch lediglich um Durchschnittswerte, die Sie für sich korrigieren sollten. Wiegen und messen Sie Ihre Scheibe Brot, Wurst oder Käse, Ihre Obst-, Joghurt-, Quark- oder

Gemüseportionen und das Fassungsvermögen Ihrer Tassen und Gläser, und tragen Sie diese Werte in die Tabelle auf der folgenden Seite ein. So haben Sie die Gewißheit, Ihre Diät exakt einhalten zu können, und Sie bekommen ein Gefühl für die Mengen und die Gewichte. Die Diät-Computerwaage kann Ihnen auch dabei nützlich sein.

### In diesem Buch verwendete Abkürzungen

| | | |
|---|---|---|
| TL | = | Teelöffel |
| EL | = | Eßlöffel |
| mg | = | Milligramm |
| g | = | Gramm |
| kg | = | Kilogramm |
| ml | = | Milliliter |
| l | = | Liter (1 Liter = 1000 ml) |
| kcal | = | Kilokalorie (1 kcal = 4,2 kJ) |
| kJ | = | Kilojoule (1 kJ = 0,3 kcal) |
| F | = | Fett |
| E | = | Eiweiß |
| KH | = | Kohlenhydrate |
| BE | = | Broteinheit |
| F. i. Tr. | = | Fett in der Trockenmasse |
| TK-… | = | Tiefkühl-… |

Bei allen Rezepten in diesem Buch beziehen sich die Mengenangaben auf den verzehrfähigen Anteil der Lebensmittel. Für den Einkauf müssen Sie, besonders bei Obst und Gemüse, die jeweilige durchschnittliche Abfallmenge, die beim Putzen anfällt, dazurechnen.

| Lebensmittel | Durchschnittliches Gewicht (in g) | Selbst gewogen (in g) |
|---|---|---|
| 1 Brötchen | 40–50 | |
| 1 Scheibe Knäckebrot | 13 | |
| 1 Scheibe Mischbrot | 50 | |
| 1 Scheibe Vollkornbrot | 50 | |
| 1 Scheibe Toastbrot | 20 | |
| 1 TL Butter oder Margarine | 5 | |
| 1 EL Butter oder Margarine | 15 | |
| 1 TL Haferflocken | 3 | |
| 1 EL Haferflocken | 10 | |
| 1 TL Marmelade | 10 | |
| 1 EL Marmelade | 20 | |
| 1 TL Mehl | 3 | |
| 1 EL Mehl | 10 | |
| 1 TL Milch | 5 | |
| 1 EL Milch | 15 | |
| 1 TL Öl | 3 | |
| 1 EL Öl | 10 | |
| 1 TL Quark | 15 | |
| 1 EL Quark | 30 | |
| 1 Scheibe Bündner Fleisch | 10 | |
| 1 Scheibe Jagdwurst | 30 | |
| 1 Scheibe gekochter Schinken | 40 | |
| 1 Scheibe Geflügelwurst | 30 | |
| 1 Scheibe Edamer | 30 | |
| 1 Scheibe Harzer Käse | 15 | |
| 1 Ecke Camembert | 62 | |
| 1 Ei, Gewichtsklasse 3 | 57 | |
| 1 Glas Wasser oder Saft (in ml) | 200 | |
| 1 Tasse Kaffee oder Tee (in ml) | 125 | |

# Der richtige Einkauf

- Kaufen Sie Obst, Gemüse, Fleisch, Geflügel und besonders Fisch, wenn möglich, stets *frisch* ein. Bei längerer Lagerung gehen bei Obst und Gemüse viele Vitamine verloren. Fleisch und Geflügel sollten Sie spätestens nach einem Tag, Fisch unbedingt am Tag des Einkaufs verzehren.
- Haben Sie größere Mengen Frischware eingekauft, so *lagern* Sie diese kühl und dunkel. Verarbeiten Sie sie rasch, um die Nährstoffverluste gering zu halten.
- Bevorzugen Sie bei *Brot* dunkle Sorten, wie Vollkornbrot, Mehrkornbrot oder Pumpernickel.
- Milch und Milchprodukte enthalten unterschiedlich viel Fett. Wählen Sie *magere* Käsesorten mit 20 bis 30 Prozent Fett in der Trockenmasse (F. i. Tr.) oder weniger sowie *fettarme* Milch und Milchprodukte mit 1,5 Prozent Fett aus.
- Achten Sie bei *Tiefkühlware* darauf, daß sie aus einer nicht vereisten Gefriertruhe stammt und die Packung unbeschädigt ist. Greifen Sie nur, wenn es sich nicht umgehen läßt, auf diese Produkte zurück, vermeiden Sie jedoch den Einsatz von Dosenware, da so verarbeitete Lebensmittel nur noch sehr wenige Vitamine enthalten.
- Achten Sie immer auf die *Deklarationen auf den Packungen.* Sowohl das Haltbarkeitsdatum als auch die Zutatenliste, in der die Zutaten nach jeweils enthaltenen Mengen angegeben werden, sind einen Blick wert!

Speziell *Diabetiker* müssen stets überprüfen, ob der Inhalt mit Süßstoff, Zuckeraustauschstoff oder herkömmlichem Haushaltszucker gesüßt ist, letzteres ist nicht empfehlenswert.

Auch Angaben über Nährstoff- und Energiegehalte geben Aufschluß über den „wahren" Inhalt.

*Süßstoffe*
- Cyclamat
- Saccharin
→ keinerlei Einfluß auf den Blutzucker
→ praktisch kalorienfrei
Süßstoff ist in den Mengen, wie wir ihn im Durchschnitt täglich zu uns nehmen, nicht gesundheitsschädigend.

*Zuckeraustauschstoffe*
- Fruktose
- Xylit
- Sorbit
- Mannit
→ sehr geringer Einfluß auf den Blutzucker
→ kalorienhaltig
Zuckeraustauschstoffe müssen in die Berechnung der Kohlenhydratmenge (in BE) einbezogen werden.

# Die schonende Zubereitung

• Alle Nahrungsmittel sollten Sie *direkt vor dem Verzehr vor- und zubereiten!*
• *Zerkleinern* Sie die Zutaten nicht stärker als notwendig! Je kleiner die Stücke sind, desto größer ist die Oberfläche, aus der mehr Vitamine und Mineralstoffe ins Kochwasser ausgeschwemmt werden.
• Geputzte, gewaschene und zerkleinerte Zutaten sollten Sie aus diesem Grund nicht im Wasser liegen lassen und nur *in wenig Wasser garen!*
• Wählen Sie die richtige Gartemperatur und möglichst kurze Garzeiten!
• Auch bei längerem Warmhalten von Speisen werden viele Vitamine zerstört. Bewahren Sie deshalb die Speisen bis zum Wiederaufwärmen kühl auf. Ideal ist natürlich das *Aufwärmen* in einem Mikrowellengerät.
• Bevorzugen Sie *fettsparende* oder *fettlose Gartechniken* (siehe dazu die Angaben in der folgenden Tabelle).

| Gar-methoden | Geeignete Lebensmittel | Nährstoff-verluste |
|---|---|---|
| Dünsten | Gemüse, Eintopfgerichte, Fisch, zartes Fleisch, Obst | sehr gering |
| Mikrowellen-garen | Fleisch, Gemüse, Obst, Kartoffeln, Aufläufe | gering |
| Dämpfen | Gemüse, Fisch, Kartoffeln, Obst (Entsaften) | gering |
| Grillen | Toast, kleine flache Fleisch-stücke (Steaks, Koteletts), Innereien, Geflügel, Gemüse | mittel |
| Braten | Fleisch, Fischstücke, Geflügel, Frikadellen, Kartoffeln | hoch |
| Kochen in reichlich Wasser | Knochen, Suppenfleisch, Suppenhuhn, Hülsenfrüchte, Trockenobst, Blumenkohl, Spargel, Kartoffeln | vergleichs-weise hoch |

# Empfehlungen zur Diät in Ausnahmesituationen

Wenn Sie die Diät wirklich konsequent befolgen wollen, so werden Sie sicher in Situationen kommen, in denen Sie keine Gelegenheit haben, sich die Gerichte selbst zuzubereiten, die auf Ihrem Tagesplan stehen.

Wenn Sie *auf Reisen* gehen, ist es wichtig, daß Sie Ihren Diätplan nicht außer acht lassen.

Mit der Diät-Computerwaage, die sich leicht im Reisegepäck unterbringen läßt, sind Sie auch für diese Fälle bestens ausgerüstet, zumindest, wenn Sie die Möglichkeit der Selbstverpflegung haben. Andernfalls wählen Sie ein Hotel oder ein Kurheim, in dem auch eine Diabetiker- oder Reduktionskost angeboten wird.

*Im Urlaub* spielen die Zwischenmahlzeiten oft eine größere Rolle als zu Hause, weil man viel unternimmt und dann keine festen Essenszeiten einhalten kann. Auf längeren Wanderungen oder bei sportlichen Aktivitäten sollten Sie sich nicht mit Süßigkeiten verpflegen, sondern Ihrer Diät treu bleiben und frisches Obst und andere kalorienreduzierte Snacks mitnehmen.

Wenn Sie häufiger *im Restaurant* essen, verzichten Sie auf die feststehenden Menüs, und stellen Sie sich Ihre Mahlzeiten lieber selbst zusammen. Wählen Sie kalorienarme Gerichte, zum Beispiel ein Stück Melone als Vorspeise und anschließend mageres Fleisch oder Fisch, am besten vom Grill. Auf Pommes frites und andere in Fett gebackene Beilagen sollten Sie wegen des hohen Kaloriengehalts verzichten. Bitten Sie die Bedienung des Restaurants darum, Ihren Salat selbst anmachen zu dürfen. Nur so können Sie sicher sein, daß das Dressing nicht zuviel Fett und Zucker enthält.

Auch bei Gemüsebeilagen sollten Sie darauf achten, daß diese möglichst gedämpft oder gekocht sind und daß auch die Soße nicht zu kalorienreich ist. Wählen Sie gegebenenfalls solche Gemüse aus, zu denen die Soße extra gereicht wird.

Dem regelmäßigen *Kantinenessen*, falls hier nicht aufgeschlossene Köche am Werk sind, die auch Kalorienarmes anbieten, sollten Sie das selbst mitgebrachte Brot oder die in einer Thermoskanne aufbewahrte Suppe vorziehen.

*Während der Arbeitszeit* spielen die Zwischenmahlzeiten eine große Rolle. Essen Sie zum Beispiel einen Joghurt mit etwas Obst oder trinken Sie einen mitgebrachten, zu Hause selbst zubereiteten Milchshake.

# Die Gewichtskontrolle

Möchten Sie erfahren, wo sich bei Ihnen möglicherweise Ernährungsfehler eingeschlichen haben, so kann ein „Tagebuch der Ernährung" aufschlußreiche Hinweise geben. Schreiben Sie einmal eine Woche lang alles auf, was und wieviel Sie essen und trinken, auch das Stück Schokolade zwischendurch, das Bierchen und andere kalorienhaltige Getränke sowie die paar Salzstangen gehören unbedingt dazu.

Notieren Sie auch, weshalb Sie gegessen haben, beispielsweise aus Langeweile oder aus Streß. Nach einer Woche werden Sie sicher über die sichtbar gewordenen Ernährungsfehler staunen.

Sie können jetzt ganz gezielt gegen Ihr Übergewicht ankämpfen, denn nun kennen Sie schon einige wichtige Gründe dafür.

Ein solches „Tagebuch der Ernährung" könnte folgendermaßen aussehen:

| Uhrzeit | Mahlzeit | Menge | kcal/kJ | Situation |
|---------|----------|-------|---------|-----------|
| 8.00 | 1. Frühstück | | | |
| | Brötchen | 1 | 115 / 482 | in Eile |
| | Butter | 1 TL | 37 / 155 | |
| | Marmelade | 1 EL | 28 / 117 | |
| | Käse | 1 Scheibe | 78 / 327 | |
| | Kaffee | 1 Tasse | 0 / 0 | |
| | Milch | 2 TL | 3 / 13 | |
| 10.00 | 2. Frühstück | | | |
| | Sekt | 1 Glas | 110 / 461 | Kollegin Geburtstag |
| | Apfel-kuchen | 1 Stück | 350 / 1467 | |
| | Schokolade | 1 Tafel | 525 / 2200 | Streß |

Haben Sie mit Hilfe der Diät-Computerwaage Ihre Tagessumme an Kalorien, Kilojoule, Nährstoffen und Broteinheiten ermittelt, dann tragen Sie diese Werte in Gramm und Prozent am Abend in die untenstehende Tabelle ein. So erhalten Sie bereits nach wenigen Tagen einen Überblick über die Zusammensetzung Ihrer Nahrung, der es Ihnen erlaubt einem zu hohen Fett- oder Eiweißanteil oder einem zu niedrigen Kohlenhydratanteil in Ihrem täglichen Essen auf die Spur zu kommen. Die empfehlenswerten Mengen für die einzelnen Nährstoffe finden Sie in den jeweiligen Kapiteln. Ebenso ist ein Vergleich der Tagesenergiewerte über einen längeren Zeitraum hinweg für eine gleichmäßige Zufuhr nützlich.

| Datum | kcal | kJ | BE | Fett | | Eiweiß | | Kohlenhydrate | |
|-------|------|-----|-----|--------|---------|--------|---------|--------|---------|
| | | | | (in g) | (in %) | (in g) | (in %) | (in g) | (in %) |
| | | | | | | | | | |
| | | | | | | | | | |
| | | | | | | | | | |
| | | | | | | | | | |
| | | | | | | | | | |
| | | | | | | | | | |
| | | | | | | | | | |

Eine weitere Hilfe, um seine Diäterfolge zu kontrollieren, ist das Zeichnen einer Gewichtskurve (siehe Vorlage rechts).

Tragen Sie dazu Ihr „Start"-Gewicht ein, und markieren Sie dann täglich das auf Ihrer Waage angezeigte Gewicht an der entsprechenden Stelle in dem Diagramm mit einem Punkt. Sie erhalten bei der Verbindung der einzelnen Punkte mit einer Linie eine Kurve, die Ihre Gewichtsverminderung eindrucksvoll dokumentiert. Achten Sie beim Wiegen darauf, daß Sie sich stets zur gleichen Tageszeit, auf der gleichen Waage und mit nicht zu unterschiedlicher Bekleidung, beispielsweise stets ohne Schuhe, wiegen.

Meine Gewichtstabelle

| Start: | kg | 1. Woche (in Wochentagen) | | | | | | | 2. Woche (in Wochentagen) | | | | | | | 3. Woche (in Wochentagen) | | | | | | | 4. Woche (in Wochentagen) | | | | | | |
|---|---|---|---|---|---|---|---|---|---|---|---|---|---|---|---|---|---|---|---|---|---|---|---|---|---|---|---|---|---|
| | | M | D | M | D | F | S | S | M | D | M | D | F | S | S | M | D | M | D | F | S | S | M | D | M | D | F | S | S |
| | – 0,5 kg | | | | | | | | | | | | | | | | | | | | | | | | | | | | |
| __ kg | – 1,0 kg | | | | | | | | | | | | | | | | | | | | | | | | | | | | |
| | – 1,5 kg | | | | | | | | | | | | | | | | | | | | | | | | | | | | |
| __ kg | – 2,0 kg | | | | | | | | | | | | | | | | | | | | | | | | | | | | |
| | – 2,5 kg | | | | | | | | | | | | | | | | | | | | | | | | | | | | |
| __ kg | – 3,0 kg | | | | | | | | | | | | | | | | | | | | | | | | | | | | |
| | – 3,5 kg | | | | | | | | | | | | | | | | | | | | | | | | | | | | |
| __ kg | – 4,0 kg | | | | | | | | | | | | | | | | | | | | | | | | | | | | |
| | – 4,5 kg | | | | | | | | | | | | | | | | | | | | | | | | | | | | |
| __ kg | – 5,0 kg | | | | | | | | | | | | | | | | | | | | | | | | | | | | |

# Die Ernährung allein ist nicht alles

Wir arbeiten heute immer weniger mit dem Einsatz unserer Muskelkraft, denn der technische Fortschritt hat unsere Lebens- und Arbeitsbedingungen deutlich erleichtert. Es gibt dennoch zahlreiche Berufe, in denen Muskelkraft immer noch gefragt ist, zum Beispiel bei der Verkäuferin, die den ganzen Tag bedient, beim Bauarbeiter, der schwere Steine tragen und den Boden aufgraben muß, beim Fabrikarbeiter, der am Band stehend ständig die gleichen Handbewegungen wiederholen muß. Aber auch wer am Schreibtisch konzentriert arbeitet, arbeitet schwer, nur ist sein Energieverbrauch geringer, da es an körperlicher Bewegung mangelt.

Diese können Sie in Ihrer Freizeit nachholen. Ein Gewaltakt am Wochenende sollte daraus jedoch nicht werden. Viel besser ist es, sich täglich einige Minuten zu trimmen.

*Als Mindestempfehlung gilt:* 3mal pro Woche je 10 bis 15 Minuten sportliche Bewegung bis zu einem Pulsschlag von 180 minus Lebensalter.

Vereine bieten zahlreiche Sport- und Spielmöglichkeiten an, häufig auch für Paare oder für die ganze Familie. Rekorde sind dabei nicht gefragt. Haben Sie längere Zeit keinen Sport mehr betrieben, so sprechen Sie zuerst mit Ihrem Hausarzt. Er kann Ihnen sagen, wieviel Ihr Körper verträgt.

Für all diejenigen, die sich entschlossen haben, mit einem *Trimmtraining* zu beginnen, gilt:
– beginnen Sie langsam,
– trainieren Sie regelmäßig,
– steigern Sie die Belastung in kleinen Schritten und
– vermeiden Sie Überanstrengungen.

Wer erst einmal Spaß am Sport gefunden hat, für den wird das Problem mit den überflüssigen Pfunden bald leichter zu lösen sein. Sie werden sehen, wie schnell Müdigkeit und Lustlosigkeit verschwinden.

Und dann kommt hinzu: Wer fit und gut durchtrainiert ist, wird sel-

Farbtafel 3: (Frühstücksrezepte)
oben: Vitaminfrühstück (Rezept Seite 61)
unten: Kraftfrühstück (Rezept Seite 61)

Farbtafel 4:
(Rezepte für Zwischenmählzeiten)
oben: Erdbeer-Buttermilch-Mix
(Rezept Seite 68)
Mitte: Käsehäppchen (Rezept Seite 67)
unten: Tomatenbrötchen mit Käsehaube
(Rezept Seite 71)

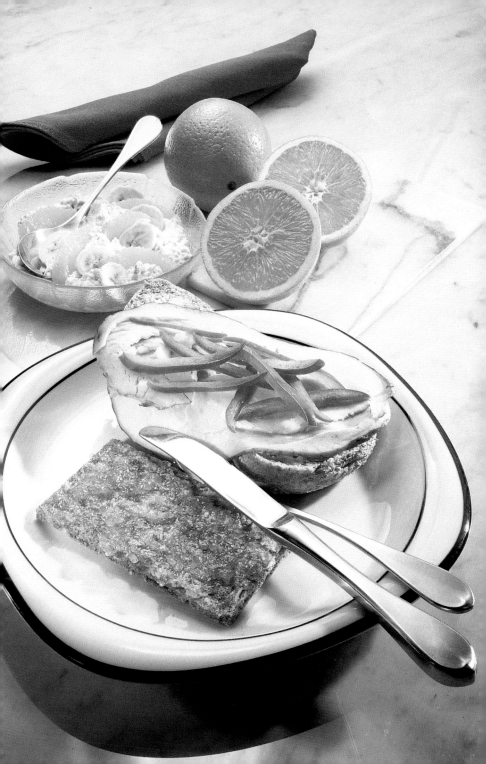

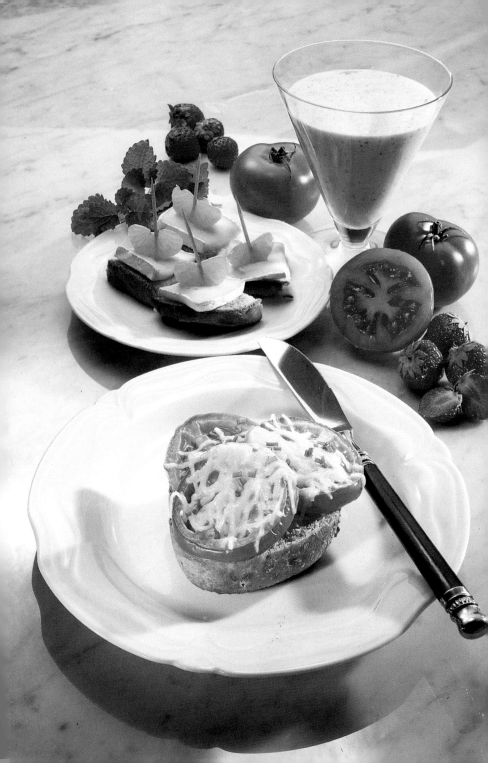

tener krank, denn die Leistungsfähigkeit des gesamten Organismus steigt an. Der Stoffwechsel wird durch körperliche Bewegung in Schwung gebracht, überflüssige Nahrungsenergie hat weniger Chancen, sich in Form von Fettpölsterchen festzusetzen. Grundsätzlich kann Ihnen Sport beim Abnehmen eine große Hilfe sein. Sie müssen allerdings schon etwas Ausdauer mitbringen, um das Stück Sahnetorte vom Kaffee-

trinken wieder „abzustrampeln". Leichter und erfolgreicher ist es, wenn Sie sowohl Ihre Energiezufuhr drosseln als auch Ihren Verbrauch durch Sport erhöhen. Die untenstehende Tabelle (nach G. Schlierf und P. Oster) gibt Ihnen Anhaltspunkte dazu, wie viele Kalorien/Joule (kcal/kJ) Sie bei verschiedenen Betätigungen pro Stunde verbrauchen. Bei den Angaben wurde eine durchschnittliche Kondition zugrunde gelegt.

| Betätigung | Durchschnittlicher Kalorienverbrauch pro Stunde | |
|---|---|---|
| | kcal pro Stunde | (kJ pro Stunde) |
| Treppensteigen | 480 – 520 | (2008 – 2176) |
| Bettenmachen | 240 – 300 | (1004 – 1255) |
| Fegen | 150 – 200 | (628 – 837) |
| Fensterputzen | 120 – 200 | (502 – 837) |
| Spazierengehen | 100 – 200 | (418 – 837) |
| Bügeln | 80 – 130 | (335 – 544) |
| Autofahren | 70 – 120 | (293 – 502) |
| Kochen | 70 – 120 | (293 – 879) |
| Abwaschen | 60 – 120 | (251 – 502) |
| Schlafen | 50 – 70 | (209 – 293) |
| schnelles Radfahren | 440 – 500 | (1841 – 2092) |
| Federball | 300 – 550 | (1255 – 2301) |
| Fußball | 300 – 700 | (1255 – 2929) |
| Schwimmen | 300 – 700 | (1255 – 2929) |
| Tischtennis | 250 – 350 | (1046 – 1464) |
| langsames Radfahren | 180 – 220 | (753 – 920) |

# Der 2-Wochen-Diätplan für den Einstieg

(pro Tag 1100 bis 1200 kcal, 12 BE)

## 1. Woche

### Montag

*Frühstück:* Morgenweckerfrühstück (Seite 60)
*Zwischenmahlzeit:* Mokkamilch mit Schokokeksen (Seite 67)
*Mittagessen:* Gefüllter Chicorée (Seite 84)
*Zwischenmahlzeit:* Käsehäppchen (Seite 67)
*Abendessen:* Krabbencocktail (Seite 98)
*Spätmahlzeit:* 140 g frische Aprikosen

### Dienstag

*Frühstück:* Käsefrühstück (Seite 60)
*Zwischenmahlzeit:* Gefüllte Tomate (Seite 71)
*Mittagessen:* Kalbsfilet mit Gemüsepüree (Seite 83)
*Zwischenmahlzeit:* Apfelquark (Seite 68)
*Abendessen:* Kümmelkartoffeln mit Quark (Seite 97)
*Spätmahlzeit:* 130 g frische Birne

### Mittwoch

*Frühstück:* Kraftfrühstück (Seite 61)
*Zwischenmahlzeit:* Tomatenbrötchen mit Käsehaube (Seite 71)
*Mittagessen:* Überbackenes Putenschnitzel (Seite 79)
*Zwischenmahlzeit:* Quarkschnee mit Melone (Seite 68)
*Abendessen:* Pikante Kartoffelpfanne (Seite 102)
*Spätmahlzeit:* 225 g frische Erdbeeren

### Donnerstag

*Frühstück:* Pikantes Frühstück (Seite 61)
*Zwischenmahlzeit:* Apfelquark (Seite 68)
*Mittagessen:* Gefüllter Zucchino (Seite 90)
*Zwischenmahlzeit:* Erdbeer-Buttermilch-Mix (Seite 68)
*Abendessen:* Tatarbrot (Seite 101)
*Spätmahlzeit:* 130 g frische Birne

## Freitag

*Frühstück:* Vitaminfrühstück
(Seite 61)
*Zwischenmahlzeit:* Käsehäpp-
chen (Seite 67)
*Mittagessen:* Forelle auf Gemüse
(Seite 78)
*Zwischenmahlzeit:* Fruchtquark
„Spezial" (Seite 68)
*Abendessen:* Kalte Gurkensuppe
(Seite 99)
*Spätmahlzeit:* 200 g frische
Brombeeren oder TK-Beeren

## Samstag

*Frühstück:* Porridge (Seite 60)
*Zwischenmahlzeit:* Ananas-
joghurt (Seite 71)
*Mittagessen:* Wirsingeintopf
(Seite 83)
*Zwischenmahlzeit:* Gefüllte
Birne (Seite 71)
*Abendessen:* Geeiste Melone
(Seite 101)
*Spätmahlzeit:* 175 g Grapefruit

## Sonntag

*Frühstück:* Schönheitsfrühstück
(Seite 62)
*Zwischenmahlzeit:* Fruchtquark
„Spezial" (Seite 68)
*Mittagessen:* Geschmorte Puten-
keule (Seite 80)
*Zwischenmahlzeit:* Pikantes
Knäckebrot (Seite 67)
*Abendessen:* Gefüllte Eier
(Seite 98)
*Spätmahlzeit:* 100 g Banane

# 2. Woche

## Montag

*Frühstück:* Morgenmuffel-
frühstück (Seite 62)
*Zwischenmahlzeit:* Erdbeer-
Buttermilch-Mix (Seite 68)
*Mittagessen:* Provenzalische
Gemüsespieße (Seite 93)
*Zwischenmahlzeit:* Fruchtquark
„Spezial" (Seite 68)
*Abendessen:* Camembertkugeln
(Seite 102)
*Spätmahlzeit:* 130 g Nektarine

## Dienstag

*Frühstück:* Pikantes Frühstück
(Seite 61)
*Zwischenmahlzeit:* Apfelquark
(Seite 68)
*Mittagessen:* Geflügelgeschnet-
zeltes mit Ananas (Seite 81)
*Zwischenmahlzeit:* Ananas-
joghurt (Seite 71)
*Abendessen:* Kalte Gurkensuppe
(Seite 99)
*Spätmahlzeit:* 130 g frische Birne

## Mittwoch

*Frühstück:* Tigerfrühstück
(Seite 63)
*Zwischenmahlzeit:* Mokkamilch
mit Schokokeksen (Seite 67)
*Mittagessen:* Goldbarschröllchen
(Seite 78)
*Zwischenmahlzeit:* Gefüllte
Tomate (Seite 71)

*Abendessen:* Gefüllte Eier
(Seite 98)
*Spätmahlzeit:* 140 g frischer
Apfel

## Donnerstag

*Frühstück:* Continentalfrühstück
(Seite 63)
*Zwischenmahlzeit:* Gefüllte
Birne (Seite 71)
*Mittagessen:* Grünkernfrikadel-
len auf Gurkengemüse (Seite 92)
*Zwischenmahlzeit:* Erdbeer-
Buttermilch-Mix (Seite 68)
*Abendessen:* Zwiebel-Quark-
Brötchen (Seite 101)
*Spätmahlzeit:* 150 g Mandarine

## Freitag

*Frühstück:* Top-fit-Frühstück
(Seite 63)
*Zwischenmahlzeit:* Aprikosen-
quark (Seite 67)
*Mittagessen:* Hirschsteak Förster
Art (Seite 86)
*Zwischenmahlzeit:* Mokkamilch
mit Schokokeksen (Seite 67)
*Abendessen:* Toast „indonesisch"
(Seite 100)
*Spätmahlzeit:* 140 g Apfelsine

## Samstag

*Frühstück:* Porridgefrühstück
(Seite 60)
*Zwischenmahlzeit:* Quark-
schnee mit Melone (Seite 68)
*Mittagessen:* Zwiebelhäuschen
(Seite 89)
*Zwischenmahlzeit:* Tomaten-
brötchen mit Käsehaube
(Seite 71)
*Abendessen:* Italienischer Nudel-
salat (Seite 99)
*Spätmahlzeit:* 130 g Nektarine

## Sonntag

*Frühstück:* Spätaufsteher-
frühstück (Seite 62)
*Zwischenmahlzeit:* Gefüllte
Tomate (Seite 71)
*Mittagessen:* Kalbsschnitzel
mit Orange (Seite 82)
*Zwischenmahlzeit:* Aprikosen-
quark (Seite 67)
*Abendessen:* Champignon-
Tomaten-Pfanne (Seite 100)
*Spätmahlzeit:* 200 g frische oder
TK-Stachelbeeren

# Das Frühstück

Das Frühstück liefert Ihnen durchschnittlich ca. 253 kcal, 1062 kJ, 3,2 BE, 6 g Fett, 12 g Eiweiß und 38 g Kohlenhydrate. Wählen Sie aus jeder der unten genannten Gruppe ein Lebensmittel aus. Sie dürfen auch zwei Lebensmittel kombinieren. Setzen Sie dann jeweils die halbe angegebene Menge ein. Zu jedem Frühstücksrezept können Sie eines der Getränke wählen. Zum Speichern der Nährwerte in der Diät-Computerwaage sind wie auch in allen anderen Rezeptkapiteln jeweils die Codezahlen der einzelnen Lebensmittel angegeben.
Alle Rezepte in diesem Kapitel sind für eine Portion angegeben und berechnet. In den Zutatenlisten aller Rezepte in diesem Buch beziehen sich die Mengenangaben auf den verzehrfertigen Anteil der Lebensmittel. Sie müssen also stets die Küchenabfälle dazurechnen, wenn Sie die Zutatenlisten als Einkaufslisten verwenden möchten.

| Lebensmittelgruppe 1: Brot und Flocken | | | |
|---|---|---|---|
| Code | Lebensmittel | Gewicht/Portion | BE |
| Brot | | | |
| 113 | Knäckebrot | 40 g / 3 Scheiben | 2,3 |
| 115 | Mischbrot | 75 g / 1 ½ Scheiben | 2,9 |
| 114 | Roggenbrot | 75 g / 1 ½ Scheiben | 2,5 |
| 115 | Schrotbrötchen | 60 g / 1 Stück | 2,4 |
| 118 | Toastbrot | 40 g / 2 Scheiben | 1,6 |
| 114 | Vollkornbrot | 75 g / 1 ½ Scheiben | 2,5 |
| 117 | Weizenbrötchen | 50 g / 1 Stück | 2,3 |
| Flocken | | | |
| 101 | Haferflocken | 40 g / 4 EL | 2,2 |
| 110 | Vollkornschrot | 15 g / 1 ½ EL | 0,8 |

## Lebensmittelgruppe 2: Brotbeläge, Eier, Milch und Milchprodukte

| Code | Lebensmittel | Gewicht/Portion | BE |
|------|--------------|-----------------|-----|
| | Brotbeläge | | |
| 66 | Geflügelwurst | 30 g / 1 Scheibe | 0 |
| 96 | Schinken, gekochter | 30 g / 1 dünne Scheibe | 0 |
| | Eier | | |
| 173 | Ei, Gewichtsklasse 4 | 57 g / 1 Stück | 0 |
| | Milch und Milchprodukte | | |
| 83 | Camembert, 50 % F. i. Tr. | 25 g / – | 0 |
| 80 | Edamer, 30 % F. i. Tr. | 30 g / 1 Scheibe | 0,1 |
| 169 | Frischkäse, körnig | 50 g / – | 0,1 |
| 1 | Harzer Käse | 50 g / – | 0 |
| 160 | Joghurt, 1,5 % F. | 150 g / 1 Becher | 0,6 |
| 171 | Magerquark | 50 g / ½ EL | 0,2 |
| 154 | Milch, 1,5 % F. | 200 ml / 1 Glas | 0,8 |

*Zusätzlich* können Sie eines der folgenden Lebensmittel verwenden:

| Code | Lebensmittel | Gewicht/Portion | BE |
|------|--------------|-----------------|-----|
| 84 | Butter | 5 g / 1 TL | 0 |
| 159 | Diabetikermarmelade | 25 g / 2 ½ TL | 0,3 |
| 140 | Marmelade | 10 g / 1 TL | 0,6 |

## Lebensmittelgruppe 3: Obst, Gemüse und Säfte

| Code | Lebensmittel | Gewicht/Portion | BE |
|------|--------------|-----------------|-----|
| | | Obst und Gemüse | |
| 218 | Ananas, Apfel | 50 g / – | 0,6 |
| 219 | Apfelsine | 50 g / – | 0,5 |
| 133 | Banane | 50 g / – | 0,9 |
| 221 | Birne | 50 g / – | 0,6 |
| 207 | Paprikaschote | 75 g / – | 0,3 |
| 209 | Radieschen | 75 g / – | 0,2 |
| 201 | Salatgurke | 75 g / – | 0,1 |
| 215 | Tomate | 75 g / 1 Stück | 0,2 |
| 217 | Zwiebel | 50 g / 1 Stück | 0,3 |
| | | Säfte | |
| 241 | Orangensaft | 100 ml / ½ Glas | 0,2 |
| 215 | Tomatensaft | 100 ml / ½ Glas | 0,4 |

## Lebensmittelgruppe 4: Getränke

| Getränk | Menge |
|---------|-------|
| Kaffee | |
| Kräutertee | nach |
| Früchtetee | Belieben |
| Schwarztee | |

# Morgenweckerfrühstück

3 EL Vollkornschrot
50 g Apfelsine
1 Becher Joghurt, 1,5% F. (150 g)
nach Belieben wenig Süßstoff

**1.** Das Vollkornschrot mit etwa 100 Millilitern Wasser mischen und über Nacht im Kühlschrank ausquellen lassen.
**2.** Am Morgen die Apfelsine schälen und in Stücke schneiden. Eventuell überflüssiges Quellwasser vom Schrot abgießen und dieses mit dem Joghurt und den Apfelsinenstücken mischen. Eventuell mit Süßstoff süßen.

Quellzeit: ca. 10 Stunden
Zubereitungszeit: ca. 10 Minuten
Ca. 230 kcal, 964 kJ, 3,3 BE, 3 g F, 11 g E, 40 g KH

# Porridgefrühstück

4 EL Haferflocken
Salz
200 ml Milch, 1,5% F.
Zimt
100 ml Tomatensaft

**1.** Die Haferflocken mit 150 Millilitern heißem Wasser und einer Prise Salz in einen Topf geben und bei milder Hitze etwa 10 Minuten ausquellen lassen. Dabei öfter umrühren.

**2.** Den Porridge auf einen tiefen Teller oder in ein Schälchen geben, mit Milch übergießen und mit etwas Zimt bestreuen. Trinken Sie dazu Tomatensaft.

Zubereitungszeit: ca. 20 Minuten
Ca. 242 kcal, 1014 kJ, 3,0 BE, 6 g F, 12 g E, 36 g KH

# Käsefrühstück

1 ½ Scheiben Vollkornbrot
1 TL Diätmargarine (5 g)
30 g Harzer Käse
20 g Camembert, 50% F. i. Tr.
75 g Radieschen
Kümmelkörner

**1.** Das Brot mit Margarine bestreichen und mit dem Käse und Radieschenscheiben belegen.
**2.** Den Harzer Käse mit Kümmel bestreuen.

Zubereitungszeit: ca. 10 Minuten
Ca. 288 kcal, 1206 kJ, 2,8 BE, 9 g F, 20 g E, 33 g KH

# Vitaminfrühstück

40 g Magerquark
40 ml Milch, 1,5% F.
4 EL Haferflocken
25 g Apfelsine
25 g Banane

Den Quark mit der Milch glattrühren. Die Haferflocken und das in Stücke geschnittene Obst untermischen.

Zubereitungszeit: ca. 10 Minuten
Ca. 234 kcal, 981 kJ, 3,2 BE, 3 g F, 13 g E, 38 g KH
(Farbtafel 3, Seite 51)

# Kraftfrühstück

1 Schrotbrötchen
1 TL Diätmargarine (5 g)
1 Scheibe Geflügelwurst
(Putenbrust) (30 g)
75 g rote Paprikaschote, in Streifen
1 Scheibe Knäckebrot
2 ½ TL Diabetikermarmelade oder
1 TL Marmelade

**1.** Das Brötchen mit Margarine bestreichen und mit der Wurst und den Paprikastreifen belegen.
**2.** Das Knäckebrot mit Marmelade bestreichen.

Zubereitungszeit: ca. 10 Minuten
Ca. 268 kcal, 1122 kJ, 3,3 BE, 7 g F, 11 g E, 40 g KH
(Farbtafel 3, Seite 51)

# Pikantes Frühstück

45 g Tomate
½ Zwiebel (20 g)
1 TL Butter oder Diätmargarine (5 g)
1 ½ Scheiben Vollkornbrot
1 Ei
Salz
gemahlener Pfeffer

**1.** Die Tomate achteln und die Zwiebelhälfte in feine Würfel schneiden. Das Fett in einer Pfanne erwärmen und beides darin andünsten.
**2.** Diese Mischung auf dem Brot verteilen.
**3.** Das Ei unter Rühren in der Pfanne stocken lassen, würzen und über das Tomaten-Zwiebel-Brot geben.

Zubereitungszeit: ca. 15 Minuten
Ca. 247 kcal, 1035 kJ, 2,8 BE, 8 g F, 10 g E, 33 g KH

## Spätaufsteherfrühstück

1 ½ Scheiben Roggenschrotbrot
1 TL Butter oder Diätmargarine (5 g)
1 hart gekochtes Ei
75 g Tomate
Kräutersalz
gemahlener Pfeffer
1 TL gehackter Schnittlauch

**1.** Das Brot mit Butter oder Margarine bestreichen. Das Ei pellen und wie die Tomate in Scheiben schneiden.
**2.** Das Brot mit Ei- und Tomatenscheiben belegen, mit etwas Kräutersalz und Pfeffer würzen und zuletzt den Schnittlauch darüberstreuen.

Zubereitungszeit: ca. 15 Minuten
Ca. 246 kcal, 1031 kJ, 2,7 BE, 8 g F, 10 g E, 33 g KH

## Schönheitsfrühstück

30 g körniger Frischkäse
1 Scheibe Roggenmischbrot (60 g)
35 g Tomate
30 g Salatgurke
1 TL gehackter Schnittlauch
Paprikapulver edelsüß
1 kleines hart gekochtes Ei

**1.** Den Frischkäse auf dem Brot verteilen. Die Tomate und die Gurke in Scheiben schneiden und zusammen auf dem Frischkäse anrichten.

**2.** Den Schnittlauch und das Paprikapulver darüberstreuen und das hart gekochte Ei extra dazu reichen.

Zubereitungszeit: ca. 15 Minuten
Ca. 257 kcal, 1077 kJ, 3,1 BE, 6 g F, 14 g E, 37 g KH
(Farbtafel 2, Seite 34)

## Morgenmuffelfrühstück

1 Roggenschrotbrötchen
1 TL Diätmargarine
75 g Salatgurke
3 Scheiben Lachsschinken (30 g)
2 ½ TL Diabetikermarmelade oder
1 TL Marmelade
100 ml ungesüßter Orangensaft

**1.** Das Brötchen halbieren und mit Diätmargarine bestreichen. Die Gurke in Scheiben schneiden.
**2.** Die eine Brötchenhälfte mit dem Schinken und den Gurkenscheiben belegen, die andere Hälfte mit der Marmelade bestreichen. Den Orangensaft extra dazu reichen.

Zubereitungszeit: ca. 5 Minuten
Ca. 305 kcal, 1277 kJ, 3,5 BE, 10 g F, 13 g E, 42 g KH

## Continentalfrühstück

1 Scheibe Toastbrot

1 TL Diätmargarine

20 g Geflügelwurst (Putenbrust)

2 Scheiben Knäckebrot

20 g körniger Frischkäse

75 g Radieschen

**1.** Das Toastbrot mit Diätmargarine bestreichen und mit Geflügelwurst belegen.
**2.** Das Knäckebrot mit Frischkäse bestreichen. Die Radieschen in Scheiben schneiden und darauflegen.

Zubereitungszeit: ca. 10 Minuten
Ca. 243 kcal, 1017 kJ, 2,8 BE, 7 g F, 12 g E, 33 g KH

## Tigerfrühstück

2 EL Vollkornschrot

1 EL Haferflocken

100 ml Milch, 1,5% F.

25 g Magerquark

50 g Banane

Zimt

**1.** Das Vollkornschrot mit 2 Eßlöffeln heißem Wasser mischen und im Kühlschrank über Nacht ausquellen lassen.

**2.** Am Morgen Haferflocken, Milch und Quark unter das Schrot rühren. Die Banane in Scheiben schneiden, darunterheben und das Müsli mit Zimt bestreuen.

Quellzeit: ca. 10 Stunden
Zubereitungszeit: ca. 10 Minuten
Ca. 241 kcal, 1010 kJ, 3,5 BE, 3 g F, 12 g E, 42 g KH

## Top-fit-Frühstück

3 EL Vollkornschrot

1 Becher Joghurt, 1,5% F. (150 g)

2 ½ TL Diabetikermarmelade oder

1 TL Marmelade

100 ml Orangensaft

**1.** Das Vollkornschrot mit 3 Eßlöffeln heißem Wasser mischen und über Nacht im Kühlschrank ausquellen lassen.
**2.** Am Morgen Joghurt und Marmelade unter das Schrot rühren. Den Orangensaft dazu reichen.

Quellzeit: ca. 10 Stunden
Zubereitungszeit: ca. 10 Minuten
Ca. 239 kcal, 1001 kJ, 3,3 BE, 4 g F, 11 g E, 40 g KH

# Die Zwischenmahlzeit

Die Zwischenmahlzeit liefert Ihnen durchschnittlich 130 kcal, 544 kJ, 1,2 BE, 3 g Fett, 10 g Eiweiß und 15 g Kohlenhydrate. Nehmen Sie täglich 2 Zwischenmahlzeiten zu sich, eine am Vormittag und eine am Nachmittag. Wählen Sie dabei wieder aus jeder Lebensmittelgruppe ein Lebensmittel aus, oder kombinieren Sie zwei entsprechende Lebensmittel aus einer Gruppe und halbieren Sie jeweils die Mengen. Zu jeder Zwischenmahlzeit können Sie eines der Getränke kombinieren. Alle Rezepte in diesem Kapitel sind für eine Portion angegeben und berechnet.

| Lebensmittelgruppe 1: Obst und Gemüse, Brot und Flocken | | | |
|---|---|---|---|
| Code | Lebensmittel | Gewicht/Portion | BE |
| | Obst und Gemüse | | |
| 218 | Ananas, Apfel | 75 g / – | 0,8 |
| 219 | Apfelsine | 75 g / – | 0,7 |
| 220 | Aprikose | 75 g / – | 0,8 |
| 133 | Banane | 50 g / – | 0,9 |
| 221 | Birne | 75 g / – | 0,8 |
| 224 | Erdbeere | 100 g / – | 0,6 |
| 225 | Grapefruit | 100 g / – | 0,8 |
| 227 | Honigmelone | 200 g / – | 0,8 |
| 230 | Kirschen, süß | 75 g / – | 1,0 |
| 230 | Kiwi | 75 g / – | 1,0 |
| 223 | Mandarine | 100 g / – | 0,8 |

| Code | Lebensmittel | Gewicht/Portion | BE |
|------|--------------|-----------------|-----|
| 234 | Pfirsich | 100 g / – | 0,8 |
| 232 | Pflaume | 75 g / – | 1,0 |
| 101 | Salatgurke | 225 g / – | 0,3 |
| 215 | Tomate | 245 g / – | 0,8 |
| 237 | Wassermelone | 200 g / – | 0,9 |
| | Brot und Flocken | | |
| 111 | Butterkeks | 10 g / – | 0,9 |
| 146 | Diabetikerkeks | 10 g / – | 0,5 |
| 101 | Haferflocken | 15 g / 1 ½ EL | 0,8 |
| 113 | Knäckebrot | 20 g / 1 ½ Scheiben | 1,1 |
| 115 | Mischbrot | 25 g / ½ Scheibe | 0,9 |
| 114 | Roggenbrot | 30 g / 1 dünne Scheibe | 1,0 |
| 115 | Schrotbrötchen | 30 g / ½ Stück | 1,2 |
| 118 | Toastbrot | 20 g / 1 Scheibe | 0,8 |
| 114 | Vollkornbrot | 30 g / 1 dünne Scheibe | 1,0 |
| 110 | Vollkornschrot | 15 g / 1 EL | 0,8 |
| 117 | Weizenbrötchen | 25 g / ½ Stück | 1,2 |

## Lebensmittelgruppe 2: Milch und Milchprodukte

| Code | Lebensmittel | Gewicht/Portion | BE |
|---|---|---|---|
| 156 | Buttermilch | 200 ml / 1 Glas | 0,6 |
| 83 | Camembert, 50% F. i. Tr. | 30 g / – | 0 |
| 251 | Diabetikerfruchtquark | 150 g / 1 Becher | 0,6 |
| 80 | Edamer, 30% F. i. Tr. | 30 g / 1 Scheibe | 0,1 |
| 169 | Frischkäse, körnig | 100 g / – | 0,2 |
| 1 | Harzer Käse | 50 g / – | 0 |
| 160 | Joghurt, 1,5% F. | 150 g / 1 Becher | 0,6 |
| 161 | Joghurt mit Frucht, 3,5% F. | 50 g / – | 0,6 |
| 171 | Magerquark | 75 g / 2 EL | 0,3 |
| 154 | Milch, 1,5% F. | 150 ml / ¾ Glas | 0,6 |

## Lebensmittelgruppe 3: Getränke

| Getränk | Menge |
|---|---|
| Früchtetee | nach Belieben |
| Fleischbrühe, klare | |
| Kaffee | |
| Kräutertee | |
| Schwarztee | |

# Aprikosenquark

| |
|---|
| 100 g Aprikosen |
| 70 g Magerquark |
| 2 EL Buttermilch |
| etwas Zitronensaft |
| nach Belieben Süßstoff |

**1.** Die Aprikosen waschen, entsteinen und im Mixer oder mit dem Pürierstab pürieren. Die Aprikosen eventuell vorher kurz dünsten.
**2.** Den Quark mit Buttermilch glattrühren, das Aprikosenpüree dazugeben und mit Zitronensaft und Süßstoff abschmecken.

Zubereitungszeit: ca. 15 Minuten
Ca. 107 kcal, 448 kJ, 1,3 BE, 0 g F, 11 g E, 15 g KH

# Pikantes Knäckebrot

| |
|---|
| 1 Scheibe Knäckebrot |
| 50 g Harzer Käse |
| Kümmelkörner |
| 75 g Salatgurke |

**1.** Das Knäckebrot mit Käse belegen, mit Kümmel bestreuen.
**2.** Reichen Sie dazu in Scheiben geschnittene Gurke.

Zubereitungszeit: ca. 5 Minuten
Ca. 124 kcal, 520 kJ, 1 BE, 1 g F, 17 g E, 12 g KH
(Farbtafel 2, Seite 34)

# Mokkamilch mit Schokokeksen

| |
|---|
| 150 ml Milch, 1,5% F. |
| 1 TL Instant-Kaffeepulver |
| 2 Schoko-Diabetiker-Kekse oder |
| 2 Butterkekse |

**1.** Die Milch in einem kleinen Topf erhitzen und den Kaffee hineinrühren und auflösen.
**2.** Die heiße oder gekühlte Mokkamilch mit Keksen servieren.

Zubereitungszeit (ohne eventuelle Kühlzeit): ca. 10 Minuten
Ca. 114 kcal, 478 kJ, 1,1 BE, 4 g F, 6 g E, 13 g KH

# Käsehäppchen

| |
|---|
| 1 Scheibe Toastbrot |
| 30 g Camembert, 50% F. i. Tr. |
| 50 g Mandarine |

**1.** Das Toastbrot toasten. Den Camembert in Scheiben schneiden und auf den Toast legen.
**2.** Den Toast in kleine Häppchen schneiden und jeweils eine Mandarinenspalte darauf legen und mit einem Holzstäbchen oder Cocktailspieß feststecken.

Zubereitungszeit: ca. 10 Minuten
Ca. 169 kcal, 708 kJ, 1,3 BE, 8 g F, 8 g E, 15 g KH
(Farbtafel 4, Seite 52)

# Quarkschnee mit Melone

200 g Honigmelone (ohne Schale)
75 g Magerquark
1 Eiweiß
Saft und Schale
von 1 unbehandelten Zitrone
nach Belieben Süßstoff

**1.** Das Melonenfruchtfleisch in kleine Würfel schneiden. Zwei Drittel dieser Würfel mit Quark, Eiweiß, Zitronensaft und -schale sowie Süßstoff schaumig schlagen. **2.** Den Quarkschnee in ein Schälchen füllen und mit den restlichen Melonenwürfeln verzieren.

Zubereitungszeit: ca. 15 Minuten
Ca. 99 kcal, 413 kJ, 1,1 BE, 0 g F, 11 g E, 13 g KH

# Fruchtquark „Spezial"

1 EL Vollkornschrot (15 g)
150 g Diabetikerfruchtquark oder
50 g Joghurt mit Frucht, 3,5 % F.

**1.** Das Schrot mit 1 Eßlöffel heißem Wasser etwa 3 Stunden ausquellen lassen. **2.** Fruchtquark oder Joghurt unter das Schrot mischen.

Quellzeit: ca. 3 Stunden
Zubereitungszeit: ca. 3 Minuten
Ca. 112 kcal, 469 kJ, 1,3 BE, 2 g F, 7 g E, 16 g KH
(Farbtafel 2, Seite 34)

# Erdbeer-Buttermilch-Mix

100 g geputzte Erdbeeren
200 ml Buttermilch, Süßstoff

Die Erdbeeren mit Buttermilch im Mixer schaumig schlagen und mit Süßstoff süßen.

Zubereitungszeit: ca. 15 Minuten
Ca. 100 kcal, 419 kJ, 1,2 BE, 2 g F, 7 g F, 14 g KH
(Farbtafel 4, Seite 52)

# Apfelquark

75 g geriebener Apfel
2 EL Magerquark

Apfel und Quark mischen.

Zubereitungszeit: ca. 5 Minuten
Ca. 97 kcal, 404 kJ, 1,1 BE, 0 g F, 10 g E, 13 g KH

Farbtafel 5: (Rezepte für Mittagessen)
oben: Kalbsschnitzel mit Orange
(Rezept Seite 82)
Mitte: Zwiebelhäuschen (Rezept Seite 89)
unten: Hirschsteak (Rezept Seite 86)

Farbtafel 6: (Rezepte für Mittagessen)
oben: Geflügelgeschnetzeltes mit Ananas
(Rezept Seite 81)
Mitte: Forelle auf Gemüse (Rezept Seite 78)
unten: Pfannkuchen mit Spinatfüllung
(Rezept Seite 91)

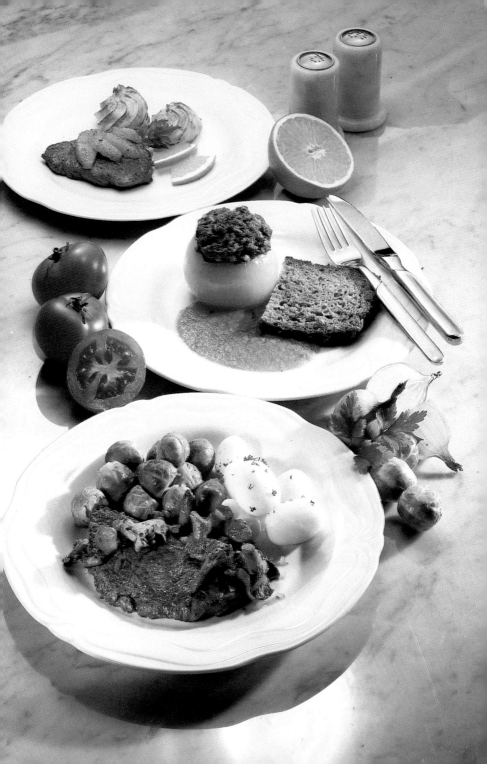

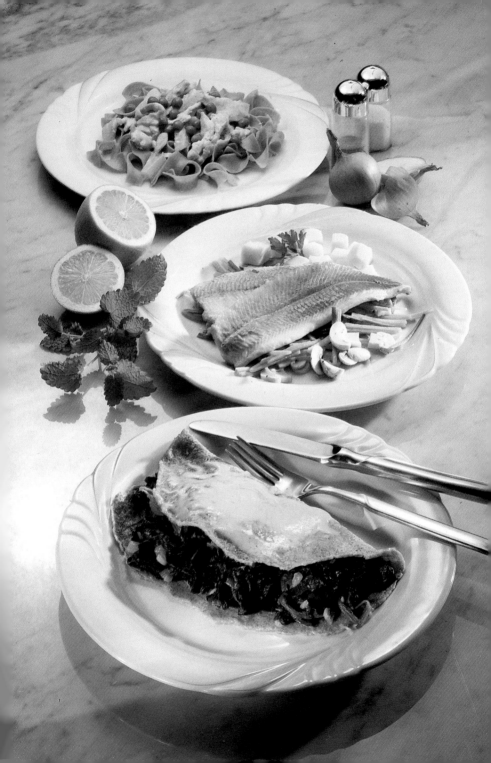

# Gefüllte Birne

½ Birne (75 g)

150 g Diabetikerfruchtquark oder

50 g Fruchtjoghurt, 3,5% F.

Aus der Birnenhälfte das Kerngehäuse herausschneiden und den Fruchtquark oder -joghurt in die Höhlung füllen.

Zubereitungszeit: ca. 3 Minuten
Ca. 107 kcal, 448 kJ, 1,5 BE, 0 g F, 9 g E, 18 g KH

# Tomatenbrötchen mit Käsehaube

Vorheizen des Backofens auf 200° C

75 g Tomate

½ Schrotbrötchen

1 TL gehackter Schnittlauch

30 g geriebener Edamer, 30% F. i. Tr.

**1.** Die Tomate in Scheiben schneiden und die Tomatenscheiben auf das halbe Brötchen legen. **2.** Schnittlauch und Käse darüberstreuen und das Brötchen bei 200° C etwa 10 Minuten überbacken, bis der Käse geschmolzen ist.

Zubereitungszeit: ca. 5 Minuten
Backzeit: ca. 10 Minuten
Ca. 168 kcal, 704 kJ, 1,2 BE, 8 g F, 10 g E, 15 g KH
(Farbtafel 4, Seite 52)

# Gefüllte Tomate

1 Tomate (100 g)

75 g Magerquark

Salz, gemahlener Pfeffer

Paprikapulver edelsüß

1 TL gehackte gemischte Kräuter
(Petersilie, Schnittlauch, Basilikum)

1 Scheibe Knäckebrot

1 Tasse Gemüsebrühe (125 ml)

**1.** Von der Tomate einen Deckel abschneiden und mit einem Löffel das Kerngehäuse herauskratzen. **2.** Den Quark mit dem gehackten Tomateninneren, den Gewürzen, Kräutern und etwas Wasser glattrühren, davon 1 EL in die Tomate füllen und den Deckel daraufsetzen. Den restlichen Quark auf dem Knäckebrot verteilen. Die Gemüsebrühe extra dazu reichen.

Zubereitungszeit: ca. 15 Minuten
Ca. 141 kcal, 588 kJ, 1,7 BE, 1 g F, 13 g E, 20 g KH

# Ananasjoghurt

75 g Ananas

1 Becher Joghurt, 1,5% F. (150 g)

Das Ananasfruchtfleisch in kleine Stücke schneiden und unter den Joghurt mischen.

Zubereitungszeit: ca. 5 Minuten
Ca. 113 kcal, 474 kJ, 1,4 BE, 3 g F, 6 g E, 17 g KH

# Das Mittagessen

Das Mittagessen liefert Ihnen durchschnittlich 335 kcal, 1404 kJ, 2,8 BE, 10 g Fett, 27 g Eiweiß und 33 g Kohlenhydrate. Gestalten Sie Ihr Mittagessen so abwechslungsreich wie möglich, und vergessen Sie nicht: das Auge ißt mit! Sie können jedes Gericht nach Geschmack mit frischen Kräutern würzen und so für Abwechslung sorgen. Ihnen steht wieder aus jeder Lebensmittelgruppe ein Lebensmittel zur Auswahl. Wählen Sie zu jedem Essen ein Getränk nach Belieben. Alle Rezepte mit Ausnahme der geschmorten Putenkeule (Seite 80) sind für eine Portion angegeben und berechnet. Die Rezepte sind so geordnet, daß Sie in diesem Kapitel zunächst alle Fisch- und Geflügelgerichte und dann alle Fleisch- und zuletzt einige vegetarische Mittagsmahlzeiten finden. Sie können die warmen Gerichte selbstverständlich abends zu sich nehmen. Dies bietet sich besonders für Berufstätige an, die mittags keine Zeit haben, für sich zu kochen. Wählen Sie dann mittags ein Gericht aus dem Kapitel „Das Abendessen" aus.

| Lebensmittelgruppe 1: Fisch und Fleisch, Hülsenfrüchte, Eier, Milch und Milchprodukte | | | |
|---|---|---|---|
| Code | Lebensmittel | Gewicht (= 1 Portion) | BE |
| | Fisch | | |
| 13 | Forelle | 150 g | 0 |
| 87 | Goldbarsch | 150 g | 0,1 |
| 87 | Rotbarsch | 150 g | 0,1 |
| 8 | Seelachs | 150 g | 0 |
| 22 | Thunfisch in Öl | 75 g | 0 |
| | Geflügel | | |
| 25 | Brathuhn | 100 g | 0 |
| 26 | Hühnerbrust | 150 g | 0 |

| Code | Lebensmittel | Gewicht (= 1 Portion) | BE |
|------|-------------|----------------------|-----|
| 27 | Hühnerkeule | 100 g | 0 |
| 27 | Truthahnkeule (Putenschnitzel) | 100 g | 0 |
| | Kalb | | |
| 26 | Filet | 100 g | 0 |
| 26 | Muskelfleisch | 100 g | 0 |
| 36 | Schnitzel | 100 g | 0 |
| | Rind | | |
| 38 | Filet | 100 g | 0 |
| 44 | Hackfleisch | 75 g | 0 |
| 38 | Hüftsteak | 100 g | 0 |
| 184 | Leber | 100 g | 0,5 |
| 45 | Tatar | 100 g | 0 |
| | Schwein | | |
| 51 | Filet | 100 g | 0 |
| 52 | Kotelett | 75 g | 0 |
| 53 | Schnitzel | 100 g | 0 |
| | Wild | | |
| 56 | Hirschkeule | 100 g | 0 |
| 57 | Kaninchen | 100 g | 0 |
| 58 | Rehkeule | 100 g | 0 |
| | Hammel/Lamm | | |
| 30 | Filet | 100 g | 0 |
| 31 | Kotelett | 75 g | 0 |
| 30 | Muskelfleisch | 100 g | 0 |

| Code | Lebensmittel | Gewicht (= 1 Portion) | BE |
|---|---|---|---|
| Hülsenfrüchte | | | |
| 194 | Bohnen, getrocknet | 70 g | 0,4 |
| 199 | Erbsen, grün, getrocknet | 70 g | 0,7 |
| 199 | Linsen, getrocknet | 20 g | 0,9 |
| Eier, Milch und Milchprodukte | | | |
| 80 | Edamer, 30% F. i. Tr. | 50 g | 0,1 |
| 173 | Ei | 2 Stück à 57 g | 0 |
| 174 | Eidotter | 3 Stück à 17 g | 0 |
| 175 | Eiweiß | 3 Stück à 31 g | 0 |
| 160 | Joghurt, 1,5% F. | 50 g | 0,2 |
| 171 | Magerquark | 150 g | 0,5 |
| 154 | Milch, 1,5% F. | 300 ml | 1,2 |
| 78 | Parmesan | 50 g | 0,1 |

| Lebensmittelgruppe 2: Nährmittel | | | |
|---|---|---|---|
| Code | Lebensmittel | Gewicht (= 1 Portion) | BE |
| 202 | Kartoffeln | 125 g | 1,7 |
| 103 | Naturreis, roh | 30 g | 2,0 |
| 117 | Paniermehl | 20 g | 1,2 |
| 118 | Toastbrot | 40 g | 1,7 |
| 114 | Vollkornbrot | 50 g | 1,7 |
| 110 | Vollkorngetreide, roh | 30 g | 1,5 |
| 110 | Vollkornmehl | 40 g | 2,0 |
| 107 | Vollkornnudeln, roh | 30 g | 1,6 |

| Lebensmittelgruppe 3: Gemüse, Obst und Salat | | | |
|---|---|---|---|
| Code | Lebensmittel | Gewicht (= 1 Portion) | BE |
| 218 | Ananas | 50 g | 0,6 |
| 219 | Apfelsine | 130 g | 1,3 |
| 192 | Aubergine | 200 g | 0,7 |
| 133 | Banane | 60 g | 1,1 |
| 193 | Blumenkohl | 200 g | 0,7 |
| 193 | Brokkoli | 200 g | 0,7 |
| 196 | Champignons, Dose | 200 g | 0,4 |
| 195 | Champignons, frisch | 200 g | 0,5 |
| 197 | Chicorée | 200 g | 0,4 |
| 197 | Chinakohl | 200 g | 0,4 |
| 199 | Erbsen, TK-Produkt | 120 g | 1,2 |
| 206 | Karotte | 100 g | 0,7 |
| 204 | Kohlrabi | 100 g | 0,5 |
| 198 | Kopfsalat | 200 g | 0,4 |
| 208 | Lauch | 200 g | 0,7 |
| 131 | Mais, Dose | 20 g | 0,3 |
| 207 | Paprikaschote | 200 g | 0,7 |
| 211 | Rosenkohl | 200 g | 0,6 |
| 205 | rote Bete | 150 g | 1,2 |
| 201 | Salatgurke | 200 g | 0,3 |
| 214 | Spinat | 250 g | 0,8 |
| 215 | Tomate | 200 g | 0,6 |
| 212 | Weißkohl | 200 g | 0,8 |
| 216 | Wirsing | 200 g | 0,7 |
| 197 | Zucchini | 250 g | 0,5 |
| 217 | Zwiebel | 150 g | 1,0 |

## Lebensmittelgruppe 4: Fett

| Code | Lebensmittel | Gewicht (= 1 Portion) | BE |
|---|---|---|---|
| 95 | Bündner Fleisch | 10 g / 1 Scheibe | 0 |
| 84 | Butter | 5 g / 1 TL | 0 |
| 160 | Joghurt, 1,5% F. | 100 g / – | 0,4 |
| 2 | Öl | 5 g / 1 1/2 TL | 0 |
| 75 | Schlagsahne, 30% F. | 15 g / 1 EL | 0 |
| 167 | saure Sahne, 10% F. | 30 g / 2 EL | 0,1 |

## Lebensmittelgruppe 5: Getränke

| Getränke | Menge |
|---|---|
| Fleisch- oder Gemüsebrühe, klare | nach Belieben |
| Limonade, kalorienarme | |
| Mineralwasser | |

# Seelachsfilet mit gebackenen Bananen

| |
|---|
| 80 g Kartoffeln |
| 150 g Seelachsfilet |
| etwas Zitronensaft |
| Salz |
| gemahlener Pfeffer |
| 1 TL Milch, 1,5% F. |
| 1 gehäufter EL Paniermehl (15 g) |
| 1 TL Butter oder Diätmargarine (5 g) |
| 60 g Banane |
| Currypulver |

**1.** Die Kartoffeln waschen, dabei gründlich abbürsten und in wenig leicht gesalzenem Wasser garen.
**2.** Das Seelachsfilet säubern, mit Zitronensaft beträufeln und etwa 10 Minuten ziehen lassen.
**3.** Den Fisch mit Salz und Pfeffer würzen, in Paniermehl wenden und in zerlassener Butter goldbraun braten. Anschließend warm stellen.
**4.** Die Banane im Bratenfond vorsichtig von beiden Seiten goldbraun braten, mit etwas Currypulver würzen und auf dem Fisch anrichten. Mit Pellkartoffeln servieren.

Zubereitungszeit: ca. 30 Minuten
Ca. 312 kcal, 1307 kJ, 2,9 BE, 5 g F, 31 g E, 35 g KH

# Fischspießchen

Vorheizen des Grills

| |
|---|
| 100 g Rotbarschfilet |
| etwas Zitronensaft |
| Salz |
| 1/2 TL Senf |
| 1 Zwiebel (40 g) |
| 50 g Tomate |
| 100 g grüne Paprikaschote |
| 1 Lorbeerblatt |
| 1 1/2 TL Öl (5 g) |
| gemahlener Pfeffer |
| 1 Eiweiß |
| 50 g Baguette |

**1.** Den Fisch säubern und in mundgerechte Würfel schneiden. Diese mit Zitronensaft beträufeln, leicht salzen und mit Senf bestreichen oder mischen.
**2.** Die Zwiebel schälen und wie die Tomate in Scheiben, das Fruchtfleisch der Paprikaschote in Stücke schneiden.
**3.** Das Gemüse, die Fischwürfel und Stücke des Lorbeerblattes auf ein Spießchen stecken. Alles mit Öl bepinseln und mit Pfeffer bestreuen.
**4.** Den Spieß in dem leicht geschlagenen Eiweiß wenden und unter dem Grill etwa 20 Minuten von allen Seiten bräunen. Mit dem Baguette servieren.

Zubereitungszeit: ca. 35 Minuten
Ca. 340 kcal, 1425 kJ, 3,2 BE, 8 g F, 28 g E, 39 g KH

# Goldbarschröllchen

Vorheizen des Backofens auf 180° C

| |
|---|
| 120 g Goldbarschfilet |
| etwas Zitronensaft |
| Salz |
| gemahlener weißer Pfeffer |
| 1 Scheibe Bündner Fleisch (10 g) |
| 1 dünne Scheibe Edamer, |
| 30% F. i. Tr. (20 g) |
| 1 ½ TL Öl (5 g) |
| 1 EL fein gehackte Zwiebeln |
| 125 g kleine Kartoffeln |
| 180 g Tomaten |
| Salz |
| gemahlener Pfeffer |

**1.** Das Fischfilet kalt abspülen, trockentupfen, mit Zitronensaft beträufeln und mit Salz und Pfeffer würzen.
**2.** Das Bündner Fleisch und den Käse in feine Streifen schneiden und auf dem Fischfilet verteilen.
**3.** Das Filet aufrollen und mit Rouladennadeln oder Zahnstochern feststecken. Eine feuerfeste Form mit wenig Öl einfetten, die Zwiebeln darin verteilen und das Röllchen daraufsetzen.
**4.** Das Goldbarschröllchen mit dem restlichen Öl bepinseln, die Form schließen, in den Ofen stellen und den Fisch bei 180° C etwa 20 Minuten garen.
**5.** Inzwischen die Kartoffeln schälen, waschen oder abbürsten und in wenig leicht gesalzenem Wasser garen.

**6.** Die Kartoffeln pellen, die Tomaten in Scheiben schneiden, mit Salz und Pfeffer würzen und zu dem Fischröllchen reichen.

Zubereitungszeit: ca. 35 Minuten
Ca. 357 kcal, 1496 kJ, 2,5 BE, 11 g F, 35 g E, 30 g KH

# Forelle auf Gemüse

Vorheizen des Backofens auf 180° C

| |
|---|
| 75 g Möhre |
| 100 g Lauch |
| 75 g Champignons |
| 150 g Forellenfilet |
| 1 TL Zitronensaft, Salz |
| 2 EL gehackte frische Kräuter |
| (Dill, Petersilie) |
| 1 TL Butter (5 g) |
| 125 g Kartoffeln |

**1.** Die Möhre schälen, den Lauch putzen und beides in feine Streifen schneiden. Die Champignons mit einem feuchten Tuch abreiben und in Scheiben schneiden. Das Gemüse in einen Bratbeutel geben.
**2.** Den Fisch von restlichen Gräten befreien, mit Zitronensaft beträufeln, salzen, auf das Gemüse legen und die gehackten Kräuter darüberstreuen.
**3.** Zuletzt Butter in Flöckchen darauf verteilen, den Bratbeutel verschließen, in den Ofen legen und das Ganze bei 180° C etwa 20 Minuten garen.

**4.** In der Zwischenzeit die Kartoffeln schälen, in gleich große Stükke schneiden und in wenig leicht gesalzenem Wasser garen. Den Fisch und das Gemüse auf einem Teller anrichten und die Kartoffeln dazu reichen.

Zubereitungszeit: ca. 40 Minuten
Ca. 358 kcal, 1500 kJ, 2,7 BE, 10 g F, 36 g E, 32 g KH
(Farbtafel 6, Seite 70)

## Überbackenes Putenschnitzel

Vorheizen des Backofens auf 200° C

| |
|---|
| 1 ½ TL Öl (5 g) |
| 50 g Putenschnitzel |
| Salz |
| gemahlener Pfeffer |
| 1 Zwiebel (40 g) |
| 1 EL saure Sahne, 10% F. |
| 1 EL Joghurt, 1,5% F. |
| 100 g frische Champignons |
| 20 g geriebener Edamer, 30% F. i. Tr. |
| 30 g Reis, roh gewogen |

**1.** Öl in einer Pfanne erhitzen und das Putenschnitzel von beiden Seiten darin anbraten. Das Fleisch mit Salz und Pfeffer würzen und in eine feuerfeste Form legen.
**2.** Die Zwiebel schälen, in Ringe schneiden und ebenfalls in der Pfanne anbraten. Anschließend über das Fleisch geben.

**3.** Die saure Sahne mit Joghurt verrühren und über die Zwiebeln verteilen. Das Ganze im Kühlschrank abgedeckt etwa 24 Stunden ziehen lassen.
**4.** Anschließend die Pilze putzen, mit einem feuchten Tuch abreiben und die Pilze in Scheiben schneiden. Diese über die marinierten Zutaten geben und alles bei 200° C etwa 30 Minuten garen. Nach 15 Minuten geriebenen Käse darüberstreuen.
**5.** Während der Garzeit den Reis in etwa 100 Millilitern leicht gesalzenem Wasser etwa 30 Minuten kochen beziehungsweise ausquellen lassen und zum Fleisch reichen.

Zeit zum Durchziehen:
ca. 24 Stunden
Zubereitungszeit: ca. 40 Minuten
Ca. 355 kcal, 1488 kJ, 2,7 BE, 18 g F, 16 g E, 32 g KH

# Geschmorte Putenkeule

Für 4 Portionen

3 mittelgroße Putenkeulen (1 kg)

2 EL Öl (20 g)

Salz

gemahlener Pfeffer

1 Lorbeerblatt

4 Pimentkörner

4 weiße Pfefferkörner

½ l klare Fleischbrühe

800 g Brokkoli

500 g Kartoffeln

geriebene Muskatnuß

1 Zwiebel (40 g)

Currypulver

**1.** Die Putenkeulen kalt abspülen und trockentupfen. Öl in einem großen Bräter erhitzen und die Keulen darin von allen Seiten anbraten. Dann mit Salz und Pfeffer würzen.
**2.** Lorbeerblatt und Gewürzkörner dazugeben und das Ganze mit ¼ Liter Fleischbrühe ablöschen. Alles zugedeckt bei mittlerer Hitze etwa 1 Stunde schmoren lassen. Die Keulen währenddessen mehrmals wenden.
**3.** Die Brokkoli waschen, putzen und zerteilen. Die Kartoffeln abbürsten und nach der Hälfte der Garzeit der Putenkeulen in leicht gesalzenem Wasser aufsetzen und garen.
**4.** Die Brokkoli kurz vor Ende der Garzeit in wenig leicht gesalzenem und mit Muskatnuß gewürztem Wasser einige Minuten bißfest dünsten.

**5.** Die Zwiebel schälen und in feine Ringe schneiden. Die Putenkeulen nach beendeter Garzeit aus dem Topf nehmen, das Fleisch von den Knochen lösen, die Haut entfernen und das Fleisch beiseite stellen.
**6.** Den Bratensaft im Topf wieder erhitzen, die Zwiebeln darin kurz dünsten, restliche Brühe angießen und alles zugedeckt etwa 5 Minuten kochen lassen. Mit Salz und Currypulver abschmecken.
**7.** Das Putenfleisch in der Soße erhitzen, mit den gegarten Brokkoli und Pellkartoffeln servieren.

Zubereitungszeit: ca. 1 ½ Stunden
Eine Portion enthält ca. 319 kcal, 1337 kJ, 2,7 BE, 9 g F, 29 g E, 32 g KH (Farbtafel 2, Seite 34)

# Hähnchen „indonesisch"

30 g Naturreis, roh gewogen

150 g Hähnchenbrust

Salz

gemahlener Pfeffer

1 TL Butter (5 g)

1 Zwiebel (40 g)

1 TL Mehl (3 g)

Currypulver

150 g Chicorée

1 EL Zitronensaft

etwas Süßstoff

**1.** Den Reis mit etwa 100 Millitern leicht gesalzenem Wasser in einen Topf geben und dann etwa 40 Minuten ausquellen lassen.

**2.** Das Geflügelfleisch mit Salz und Pfeffer würzen. Die Butter in einer Pfanne erhitzen und die Hühnerbrust darin von beiden Seiten insgesamt etwa 10 Minuten durchbraten.
**3.** Das Fleisch herausnehmen und beiseite stellen. Die Zwiebel schälen, würfeln und die Zwiebelwürfel im Bratfett glasig braten.
**4.** Mehl darüberstäuben, kurz anschwitzen und mit ⅛ Liter Wasser ablöschen. Die Soße gut durchkochen lassen und mit Salz, Pfeffer und Currypulver abschmecken.
**5.** In der Zwischenzeit den Chicorée waschen und klein schneiden. Den Zitronensaft mit Pfeffer und Süßstoff würzen und den abgetropften Salat in der Salatmarinade wenden.
**6.** Die Hähnchenbrust in der Soße erhitzen und mit Reis servieren.

Zubereitungszeit: ca. 40 Minuten
Ca. 346 kcal, 1449 kJ, 2,9 BE, 6 g F, 39 g E, 34 g KH

# Geflügelgeschnetzeltes mit Ananas

| |
|---|
| 140 g Hähnchenbrust |
| 50 g Ananas |
| 70 g TK-Erbsen |
| Salz |
| 30 g Vollkornnudeln, roh gewogen |
| 1 ½ TL Öl (5 g) |
| gemahlener Pfeffer |
| Currypulver |
| 1 EL Joghurt, 1,5% F. |

**1.** Das Fleisch in Streifen und das Ananasfruchtfleisch in Stücke schneiden.
**2.** Die Erbsen in wenig leicht gesalzenem Wasser etwa 5 Minuten dünsten. Die Nudeln in ebenfalls nur leicht gesalzenem Wasser bißfest kochen.
**3.** Währenddessen Öl in einer Pfanne erhitzen und das Fleisch von allen Seiten gleichmäßig anbraten, mit Salz, Pfeffer und Curry würzen und 4 Eßlöffel Wasser und Joghurt unterrühren.
**4.** Die Erbsen und Ananasstücke hinzufügen und alles erhitzen. Die Nudeln abgießen, auf einen Teller geben und das Geschnetzelte darauf anrichten.

Zubereitungszeit: ca. 20 Minuten
Ca. 374 kcal, 1562 kJ, 2,9 BE, 8 g F, 42 g E, 35 g KH
(Farbtafel 6, Seite 70)

# Kalbsschnitzel mit Orange

Vorheizen des Backofens auf 200° C

| | |
|---|---|
| 125 g geschälte Kartoffeln | |
| Salz | |
| 1 Orange (130 g) | |
| 1 kleines Kalbsschnitzel (80 g) | |
| gemahlener Pfeffer | |
| 1 ½ EL Milch, 1,5% F. | |
| 1 Eiweiß | |
| geriebene Muskatnuß | |
| 1 Eigelb | |
| 1 TL Butter (5 g) | |

**1.** Die Kartoffeln in gleich große Stücke schneiden und in wenig leicht gesalzenem Wasser garen.
**2.** Inzwischen die Orange schälen und auch die weiße Haut mit einem scharfen Messer abziehen. Jeweils an den Zwischenhäuten einschneiden und die Filets herauslösen.
**3.** Das Kalbsschnitzel trockentupfen und mit Pfeffer würzen.
**4.** Die Kartoffeln abgießen, sofort durch eine Kartoffelpresse drücken und das Püree leicht abkühlen lassen.
**5.** Das Püree mit 1 Eßlöffel Milch und dem Eiweiß verrühren und mit Muskatnuß abschmecken. Die Masse in einen Spritzbeutel mit großer Sterntülle füllen und in Röschen auf ein mit Backpapier ausgelegtes Backblech spritzen.
**6.** Das Eigelb mit der restlichen Milch verquirlen, die Püreetupfen damit bestreichen und bei 200° C etwa 10 Minuten goldgelb überbacken.

**7.** Inzwischen Butter in einer Pfanne erhitzen und das Schnitzel von beiden Seiten einige Minuten darin braten. Das Fleisch herausnehmen und warm stellen.
**8.** Die Orangenfilets ins Bratfett geben und ebenfalls von beiden Seiten kurz braten.
**9.** Die Orangenfilets auf dem Kalbsschnitzel anrichten und Herzoginkartoffeln dazu reichen.

Zubereitungszeit: ca. 50 Minuten
Ca. 310 kcal, 1299 kJ, 3,0 BE, 9 g F, 21 g E, 36 g KH
(Farbtafel 5, Seite 69)

# Kalbsfilet mit Gemüsepüree

Vorheizen des Grills

| |
|---|
| 80 g Möhren |
| ½ kleine Zwiebel (20 g) |
| 1 TL Butter (5 g) |
| 125 g Kartoffeln |
| ½ Tasse Gemüsebrühe (70 ml) |
| 100 g Kalbsfilet |
| Salz, gemahlener Pfeffer |
| 1 TL Öl (3 g) |
| ½ Tomate (40 g) |
| 1 TL gehackte Petersilie |

**1.** Die Möhren schälen und in Würfel schneiden. Die Zwiebel ebenfalls schälen, sehr fein würfeln und mit den Möhrenwürfeln in der Butter andünsten.
**2.** Die Kartoffeln schälen, sehr fein würfeln und zu den Möhren und Zwiebeln geben. Die Gemüsebrühe angießen und das Gemüse etwa 15 Minuten garen.
**3.** Inzwischen das Kalbsfilet mit Salz und Pfeffer würzen, dünn mit Öl bestreichen und etwa 15 Minuten grillen, dabei einmal wenden.
**4.** Das Gemüse mit dem Pürierstab pürieren. Das Püree mit Salz und Pfeffer würzen und zuletzt Petersilie darunterziehen.
**5.** Die Tomate waschen, in Scheiben oder Viertel schneiden. Das Kalbsfilet mit dem Gemüsepüree anrichten und mit Tomate und etwas Petersilie garnieren.

Zubereitungszeit: ca. 30 Minuten
Ca. 315 kcal, 1316 kJ, 2,5 BE, 10 g F, 27 g E, 30 g KH

# Wirsingeintopf

| |
|---|
| 1 ½ TL Öl (5 g) |
| 100 g mageres Rindergulasch |
| 1 Zwiebel (40 g) |
| Salz |
| gemahlener Pfeffer |
| Paprikapulver edelsüß |
| 200 g Wirsing |
| 125 g Kartoffeln |
| 250 ml Fleischbrühe |
| 1 Prise Kümmelpulver |

**1.** Öl in einem Topf erhitzen und das Fleisch darin von allen Seiten anbraten.
**2.** Die Zwiebel schälen, in Würfel schneiden, zum Fleisch geben und glasig braten. Das Ganze mit Salz, Pfeffer und Paprikapulver würzen.
**3.** Den Wirsing waschen, putzen, die Blätter grob schneiden und zu dem Fleisch geben. Die Kartoffeln schälen, in Würfel schneiden und ebenfalls untermischen.
**4.** Die Fleischbrühe angießen und den Eintopf bei geringer Hitze etwa 30 Minuten garen. Zuletzt mit Kümmel würzen.

Zubereitungszeit: ca. 45 Minuten
Ca. 334 kcal, 1400 kJ, 2,7 BE, 10 g F, 30 g E, 32 g KH

# Gefüllter Chicorée

Vorheizen des Backofens auf 225° C

| |
|---|
| 30 g Vollkornreis, roh gewogen |
| Salz |
| 1 kleine Staude Chicorée (ca. 100 g) |
| 1 Zwiebel (40 g) |
| 1 Knoblauchzehe |
| 1 ½ TL Öl (5 g) |
| 1 kleine Tomate |
| 50 g Rinderhackfleisch |
| gemahlener Pfeffer |
| 1 EL gehackte frische Kräuter |
| (Basilikum, Oregano, Thymian) |
| 1 Eiweiß |
| 20 g geriebener Edamer, 30% F. i. Tr. |
| 1 TL gehackte Petersilie |

**1.** Den Vollkornreis mit etwa 100 Millilitern leicht gesalzenem Wasser in einen Topf geben, aufkochen lassen und dann bei milder Hitze etwa 40 Minuten ausquellen lassen.
**2.** Inzwischen die Chicoréestaude halbieren, den bitteren Strunk herausschneiden und den Chicorée gut waschen. Die Chicoréehälften etwa 5 Minuten in leicht gesalzenem Wasser dünsten, herausnehmen und abtropfen lassen.
**3.** Zwiebel und Knoblauchzehe schälen und fein würfeln. Beides in dem heißem Öl glasig braten.
**4.** Die Tomate mit kochendem Wasser überbrühen und die Haut abziehen. Die Tomate würfeln, zu den Zwiebelwürfeln geben und einige Minuten mitdünsten.
**5.** Das Rinderhackfleisch mit der Zwiebel-Tomaten-Mischung,Salz, Pfeffer, den Kräutern und dem Eiweiß mischen. Die Chicoréehälften mit dem Fleischteig füllen.
**6.** Den gefüllten Chicorée in eine feuerfeste Form setzen, den Käse darüberstreuen und alles bei 225° C etwa 15 Minuten gratinieren. Zuletzt Petersilie darüberstreuen. Den Reis abgießen und zum Chicorée reichen.

Zubereitungszeit: ca. 40 Minuten
Ca. 353 kcal, 1479 kJ, 2,7 BE, 15 g F, 22 g E, 33 g KH

# Ungarisches Gulasch mit Nudeln

| |
|---|
| 100 g Schweinegulasch |
| 1 ½ TL Öl (5 g) |
| 1 Zwiebel (40 g) |
| Paprikapulver, edelsüß |
| 150 ml Fleischbrühe |
| 30 g Vollkornspaghetti, roh gewogen |
| Salz |
| 150 g Radicchiosalat |
| 1 TL Öl |
| 1 EL Kräuteressig |
| Currypulver |
| einige Tropfen Süßstoff |
| ½ Bund Schnittlauch |
| 1 TL geriebener Parmesankäse |

**1.** Das Gulasch in Würfel schneiden. Öl in einem Topf erhitzen und die Fleischwürfel darin rundherum anbraten.

**2.** Die Zwiebel schälen, in Ringe schneiden und zum Fleisch geben. Dies mit Paprikapulver würzen, Fleischbrühe angießen und das Gulasch etwa 30 Minuten schmoren lassen.

**3.** In der Zwischenzeit Spaghetti in leicht gesalzenem Wasser bißfest kochen.

**4.** Den Radicchiosalat putzen, waschen und abtropfen lassen oder trockenschleudern.

**5.** Aus Öl, 1 Eßlöffel Wasser, Essig, Salz, einer Prise Currypulver und Süßstoff eine Marinade rühren. Den Schnittlauch fein schneiden und in die Marinade geben. Die Salatblätter in der Marinade wenden.

**6.** Die Nudeln abgießen. Das Gulasch mit Salz abschmecken und auf den Nudeln anrichten. Mit dem Parmesankäse bestreuen und zusammen mit dem Radicchiosalat servieren.

Zubereitungszeit: ca. 40 Minuten
Ca. 329 kcal, 1379 kJ, 2,4 BE, 10 g F, 30 g E, 29 g KH

# Kaninchengulasch mit Nudeln

| |
|---|
| 100 g Kaninchenfleisch |
| (ohne Knochen) |
| Salz |
| Paprikapulver edelsüß |
| 1 Zwiebel (40 g) |
| 75 g Tomate |
| 1 TL Butter (5 g) |
| 125 ml heißes Wasser |
| 100 g Champignons |
| 30 g Vollkornnudeln, roh gewogen |

**1.** Das Fleisch in mundgerechte Stücke schneiden und mit Salz und Paprikapulver würzen.

**2.** Die Zwiebel schälen und in feine Würfel schneiden. Die Tomate mit kochendem Wasser überbrühen, die Haut abziehen, die Tomate halbieren und die Kerne entfernen. Das Fruchtfleisch in Würfel schneiden.

**3.** Die Butter in einem Topf erhitzen, die Zwiebelwürfel darin anbraten und dann das Fleisch hinzufügen und anbraten.

**4.** Die Tomatenwürfel dazugeben, nach und nach das heiße Wasser angießen und alles zugedeckt etwa 25 Minuten schmoren lassen.

**5.** Inzwischen die Champignons putzen, mit einem feuchten Tuch abreiben und die Pilze in Scheiben schneiden. Diese etwa 10 Minuten vor dem Ende der Garzeit in den Topf geben.

**6.** Zuletzt Vollkornnudeln in leicht gesalzenem Wasser bißfest garen. Das Gulasch auf den gekochten Nudeln anrichten.

Zubereitungszeit: ca. 45 Minuten
Ca. 350 kcal, 1467 kJ, 2,5 BE, 13 g F, 29 g E, 29 g KH

# Hirschsteak Förster Art

Vorheizen des Grills

| |
|---|
| 125 g Kartoffeln |
| Salz |
| 1 kleines Hirschsteak (100 g) |
| 1 Prise Ingwerpulver |
| 1 TL Öl (5 g) |
| 150 g geputzter Rosenkohl |
| 1 kleine Zwiebel (30 g) |
| 1 TL Butter (5 g) |
| 100 g Pfifferlinge aus der Dose |
| (Codenummer wie Champignons) |
| gemahlener Pfeffer |
| 1 TL gehackte Petersilie |
| geriebene Muskatnuß |

**1.** Die Kartoffeln schälen und in leicht gesalzenem Wasser garen.
**2.** Inzwischen das Steak mit Ingwerpulver und Öl einreiben und unter dem Grill etwa 15 Minuten braten, dabei einmal wenden.
**3.** Den Rosenkohl in wenig leicht gesalzenem Wasser etwa 10 Minuten bißfest garen.
**4.** Die Zwiebel schälen und fein würfeln. Butter in einem Topf erhitzen, die Zwiebelwürfel darin glasig braten und die abgetropften Pfifferlinge darin schwenken. Mit Salz und Pfeffer würzen und Petersilie zuletzt daruntermischen.
**5.** Das Steak mit Salz und Pfeffer würzen und in Alufolie gewickelt einige Minuten ruhen lassen.

**6.** Den Rosenkohl abgießen und mit Muskatnuß würzen. Die Pilze auf das Steak häufen und alles mit Rosenkohl und Kartoffeln servieren.

Zubereitungszeit: ca. 35 Minuten
Ca. 380 kcal, 1590 kJ, 2,8 BE, 14 g F, 34 g E, 33 g KH
(Farbtafel 5, Seite 69)

Farbtafel 7:
(Rezepte für Abendessen)
oben: Camembertkugeln
(Rezept Seite 102)
Mitte: Champignon-Tomaten-Pfanne
(Rezept Seite 100)
unten: Kümmelkartoffeln mit Quark
(Rezept Seite 97)

Farbtafel 8:
(Rezepte für Abendessen)
oben: Toast „indonesisch"
(Rezept Seite 100)
Mitte: Geeiste Melone
(Rezept Seite 101)
unten: Italienischer Nudelsalat
(Rezept Seite 99)

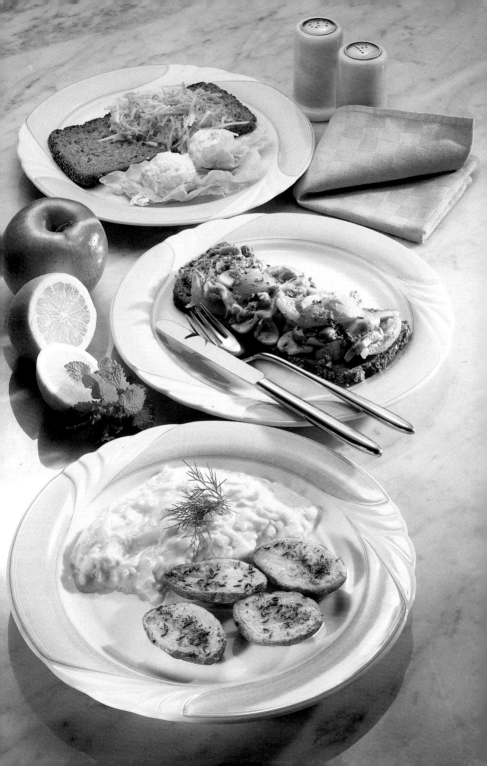

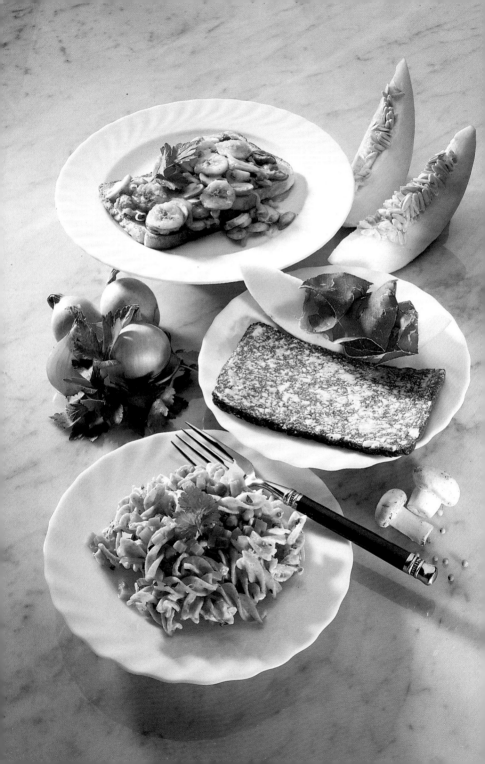

# Kohlrabieintopf

100 g mageres Schweinefleisch
1 TL Butter (5 g)
Salz
gemahlener Pfeffer
250 ml Fleischbrühe
125 g Kartoffeln
100 g Kohlrabi
1 EL gehackte Petersilie

**1.** Das Fleisch in Würfel schneiden. Die Butter in einem Topf erhitzen und die Fleischwürfel darin rundherum anbraten. Mit Salz und Pfeffer würzen und die Brühe angießen.
**2.** Kartoffeln und Kohlrabi schälen, in kleine Würfel schneiden und zum Fleisch geben. Das Gericht im geschlossenen Topf etwa 20 Minuten schmoren lassen.
**3.** Petersilie erst kurz vor dem Servieren hineinrühren.

Zubereitungszeit: ca. 35 Minuten
Ca. 285 kcal, 1194 kJ, 2,4 BE, 7 g F, 26 g E, 29 g KH

# Zwiebelhäuschen

1 kleine Gemüsezwiebel (100 g)
100 g Hammelfilet
Salz
gemahlener Pfeffer
1/4 TL gerebelter Thymian
1/4 l Fleischbrühe
100 g Tomaten
1 EL Vollkornmehl (10 g)
1 Zweig Estragon
1 1/2 Scheiben Vollkornbrot

**1.** Die Zwiebel schälen und mit einem scharfen Messer und einem Löffel aushöhlen.
**2.** Das Hammelfleisch durch den Fleischwolf drehen und mit Salz, Pfeffer, Thymian und der Hälfte der in Würfel geschnittenen Innenteile der Zwiebel mischen. Die Zwiebel mit dem Fleisch füllen.
**3.** Die Tomaten mit kochendem Wasser überbrühen, die Haut abziehen und die Tomaten in Scheiben schneiden. Die Tomaten, das restliche Zwiebelinnere und die Brühe in einen Topf geben.
**4.** Die gefüllte Zwiebel in den Topf setzen, bei schwacher Hitze etwa 35 Minuten zugedeckt garen.
**5.** Die Brühe mit angerührtem Mehl andicken, einmal aufwallen lassen und mit Gewürzen pikant abschmecken.
**6.** Estragonblätter fein schneiden und zuletzt in die Soße rühren. Das Zwiebelhäuschen anrichten und Brot dazu reichen.

Zubereitungszeit: ca. 55 Minuten
Ca. 282 kcal, 1182 kJ, 2,8 BE, 4 g F, 27 g E, 34 g KH
(Farbtafel 5, Seite 69)

---
VARIATION
---

Statt des Hammelfleisches können Sie hier auch mageres Rinderhackfleisch verwenden.

# Borschtsch

100 g Lammfleisch aus der Schulter
250 ml Fleischbrühe
150 g rote Bete
1 Zwiebel (40 g)
50 g Weißkohl
Salz
gemahlener Pfeffer
1/4 Lorbeerblatt
1 kleine Gewürznelke
1 Prise gerebelter Majoran
einige Tropfen Essig
2 EL saure Sahne, 10% F.
je 1 TL gehackter Dill und Petersilie
2 Scheiben Toastbrot

**1.** Das Fleisch in feine Streifen schneiden. Die Brühe in einem Topf zum Kochen bringen und das Fleisch hineingeben.
**2.** Die roten Bete schälen, grob raspeln und ebenfalls hinzufügen.
**3.** Die Zwiebel schälen, den Weißkohl waschen, beides in Streifen schneiden und in den Topf geben. Das Ganze mit Salz und Pfeffer abschmecken.
**4.** Die anderen Gewürze in ein Tee-Ei geben, in die Brühe hängen und den Borschtsch im geschlossenen Topf bei kleiner Hitze etwa 50 Minuten leicht köcheln lassen.
**5.** Das Tee-Ei herausnehmen, die Suppe mit Essig abschmecken und gut durchrühren.

**6.** Saure Sahne und gehackte Kräuter mischen, leicht salzen und als Tupfen auf die fertige Suppe geben. Diese heiß servieren und Toastbrot dazu reichen.

Zubereitungszeit: ca. 1 Stunde
Ca. 353 kcal, 1479 kJ, 3,4 BE, 9 g F, 27 g E, 42 g KH

# Gefüllter Zucchino

Vorheizen des Backofens auf 200° C

1 Zucchino (ca. 200 g)
100 g frische Champignons
1 Zwiebel (40 g)
1 1/2 TL Öl (5 g)
1 Knoblauchzehe
50 g Edamer, 30% F. i. Tr.
Salz
gemahlener Pfeffer
1 Stengel Basilikum
1 TL geriebener Edamer, 30% F. i. Tr.
125 g kleine Kartoffeln

**1.** Den Zucchino waschen, die Enden entfernen und die Frucht längs halbieren. Mit einem Löffel aushöhlen, so daß nur noch eine etwa 1/2 Zentimeter dicke Wand stehenbleibt.
**2.** Das Zucchinofleisch würfeln. Die Champignons putzen, mit einem feuchten Tuch abreiben und die Pilze in Scheiben schneiden. Die Zwiebel schälen und fein würfeln.
**3.** Öl in einem Topf erhitzen, die Zwiebelwürfel, das Zucchino-

fruchtfleisch und die Champignonscheiben darin kurz anbraten und den Knoblauch durch eine Presse dazudrücken.

**4.** Den Käse fein würfeln und mit Gewürzen und gehacktem Basilikum dazugeben.

**5.** Die Zucchinohälften mit der Füllung in eine leicht gefettete Form geben und mit geriebenem Käse bestreuen.

**6.** Die Form schließen und die gefüllten Zucchinohälften bei 200° C etwa 30 Minuten garen. Anschließend den Deckel entfernen und weitere 10 Minuten überbacken.

**7.** Inzwischen die Kartoffeln waschen, gut abbürsten und in wenig leicht gesalzenem Wasser garen. Die Kartoffeln pellen und zu dem gefüllten Zucchino reichen.

Zubereitungszeit: ca. 1 Stunde
Ca. 337 kcal, 1408 kJ, 2,6 BE, 14 g F, 22 g E, 32 g KH

# Pfannkuchen mit Spinatfüllung

Vorheizen des Backofens auf 200° C

| | |
|---|---|
| 40 g Vollkornmehl | |
| 2 EL Joghurt, 1,5% F. | |
| 1 Ei | |
| Salz | |
| wenig Mineralwasser | |
| 250 g Blattspinat | |
| 1/2 Zwiebel (20 g) | |
| 1 TL Butter (5 g) | |

gemahlener Pfeffer
geriebene Muskatnuß
1 EL saure Sahne, 10%
1 1/2 TL Öl (5 g)
2 TL geriebener Edamer, 30% F. i. Tr.

**1.** Das Mehl mit Joghurt und Ei verrühren, leicht salzen und mit etwas Mineralwasser zu einem dickflüssigen Pfannkuchenteig verrühren. Diesen etwa 20 Minuten quellen lassen.

**2.** In der Zwischenzeit den Spinat putzen und in wenig leicht gesalzenem Wasser kurz dünsten, bis er zusammenfällt.

**3.** Die Zwiebel schälen und fein hacken. Den Spinat gut abtropfen lassen.

**4.** Butter in einer Pfanne erhitzen, die Zwiebelwürfel darin glasig braten und den Spinat hinzufügen. Alles mit Salz, Pfeffer und Muskatnuß würzen und zuletzt saure Sahne darunterrühren.

**5.** Öl in einer Pfanne erhitzen, den Pfannkuchenteig einlaufenlassen, gleichmäßig in der Pfanne verteilen und den Pfannkuchen von beiden Seiten goldgelb backen.

**6.** Die Spinatfüllung auf die eine Pfannkuchenhälfte geben und diesen zusammenklappen. Mit Käse bestreuen, den Pfannkuchen auf ein Backblech legen und bei 200° C etwa 10 Minuten überbacken.

Zubereitungszeit: ca. 45 Minuten
Ca. 391 kcal, 1635 kJ, 3,3 BE, 17 g F, 21 g E, 39 g KH
(Farbtafel 6, Seite 70)

# Grünkernfrikadellen auf Gurkengemüse

Vorheizen des Grills

30 g mittelgrobes Grünkernschrot
(Codenummer von Vollkorngetreide)
1 Lorbeerblatt
Salz
70 ml Wasser
200 g Salatgurke
1 TL Butter (5 g)
gemahlener Pfeffer
1/4 Zwiebel (10 g)
1 Ei
20 g Vollkornbrösel
(Codenummer wie Vollkornbrot)
gerebelter Majoran
1 TL Öl (3 g)
20 g Edamer, 30% F. i. Tr.
1 EL saure Sahne, 10% F.
1 EL gehackter Dill

**1.** Das Grünkernschrot zusammen mit dem Lorbeerblatt, wenig Salz und Wasser in einen Topf geben, aufkochen und anschließend bei milder Hitze etwa 20 Minuten ausquellen lassen. Auf der ausgeschalteten Herdplatte noch einige Minuten nachquellen lassen und das Lorbeerblatt entfernen.
**2.** In der Zwischenzeit die Gurke schälen und in Scheiben schneiden. Butter in einem Topf erhitzen, die Gurkenscheiben hineingeben und wenig Wasser angießen. Die Gurken etwa 10 Minuten dünsten und mit Salz und Pfeffer würzen.

**3.** Die Grünkernmasse leicht abkühlen lassen. Inzwischen die Zwiebel schälen und fein hacken.
**4.** Das Ei, die Zwiebel, die Vollkornbrösel und den Majoran unter die Masse rühren und diese mit Salz und Pfeffer würzen.
**5.** Aus der Grünkernmasse 3 bis 4 kleine Frikadellen formen und diese im heißen Öl von beiden Seiten goldgelb braten. Die Bratlinge auf ein Blech legen, mit Käse bestreuen und unter dem Grill etwa 3 Minuten überbacken, bis der Käse geschmolzen ist.
**6.** Inzwischen saure Sahne und Dill unter das Gurkengemüse rühren, dieses nochmals erwärmen und die Bratlinge auf dem Gemüse anrichten.

Zubereitungszeit: ca. 55 Minuten
Ca. 367 kcal, 1537 kJ, 2,9 BE, 18 g F, 16 g E, 34 g KH

--- VARIATION ---

Sie können den Käse auch gut vor dem Braten der Grünkernfrikadellen unter den Teig rühren.

# Provenzalische Gemüsespieße

50 g Blumenkohl
50 g Zucchino
50 g Tomate
50 g rote Paprikaschote, in feinen Würfeln
50 g Aubergine
1 1/2 TL Öl (5 g)
2 EL Zitronensaft
1/2 TL Kräuter der Provence
Salz
gemahlener Pfeffer
2 EL saure Sahne, 10% F.
Kräutersalz
2 Scheiben Toastbrot
1/2 Knoblauchzehe

**1.** Das Gemüse putzen und waschen. Den Blumenkohl in Röschen teilen und das restliche Gemüse in Würfel schneiden.
**2.** Öl mit Zitronensaft, Kräutern der Provence, Salz und Pfeffer zu einer Marinade verrühren, über das Gemüse träufeln und dieses abgedeckt etwa 15 Minuten ziehen lassen.
**3.** Das marinierte Gemüse abwechselnd auf einen oder mehrere Spieße stecken und diese einzeln locker in Alufolie einpacken. Die Spieße im vorgeheizten Ofen bei 200° C etwa 20 Minuten garen.
**4.** Nach dem Garen die Folie leicht öffnen und den Gemüsesaft in einen Topf gießen.

**5.** Den Gemüsefond mit saurer Sahne, Kräutersalz, zerdrücktem Knoblauch und der in sehr kleine Würfel geschnittenen Paprikaschote verrühren und kurz aufkochen lassen. Die Soße mit Toastbrot zu den Spießen reichen.

Zubereitungszeit: ca. 45 Minuten
Ca. 242 kcal, 1014 kJ, 2,5 BE, 10 g F, 8 g E, 30 g KH

# Das Abendessen

Das Abendessen liefert Ihnen durchschnittlich 237 kcal, 993 kJ, 2,3 BE, 8 g Fett, 13 g Eiweiß und 28 g Kohlenhydrate. Entnehmen Sie wieder aus jeder Lebensmittelgruppe jeweils ein Lebensmittel Ihrer Wahl. Sie können auch jeweils 2 Lebensmittel auswählen, nehmen Sie dann von jedem nur die halbe Menge. Wählen Sie wiederum ein Getränk aus der angegebenen Auswahl. Alle Rezepte in diesem Kapitel sind für eine Portion angegeben und berechnet. Da sich die folgenden Gerichte leicht vorbereiten lassen, können Sie sie auch gut mittags essen. Dies ist für Berufstätige sehr praktisch.

| Lebensmittelgruppe 1: Brot und andere Nährmittel | | | |
|---|---|---|---|
| Code | Lebensmittel | Gewicht/Portion | BE |
| | Brot | | |
| 113 | Knäckebrot | 30 g / 2 ½ Scheiben | 1,7 |
| 115 | Mischbrot | 50 g / 1 Scheibe | 1,9 |
| 114 | Roggenbrot | 50 g / 1 Scheibe | 1,7 |
| 115 | Schrotbrötchen | 40 g / 1 Stück | 1,8 |
| 118 | Toastbrot | 40 g / 2 Scheiben | 1,6 |
| 114 | Vollkornbrot | 50 g / 1 Scheibe | 1,7 |
| 117 | Weizenbrötchen | 40 g / 1 Stück | 1,8 |
| | Andere Nährmittel | | |
| 101 | Haferflocken | 30 g / 3 EL | 1,6 |
| 202 | Kartoffeln | 125 g / – | 1,7 |
| 103 | Naturreis, roh | 25 g / 2 ½ EL | 1,6 |
| 107 | Vollkornnudeln, roh | 30 g / – | 1,6 |
| 110 | Vollkornschrot | 30 g / 2 EL | 1,5 |

## Lebensmittelgruppe 2: Brotbeläge, Eier, Milch und Milchprodukte

| Code | Lebensmittel | Gewicht/Portion | BE |
|------|-------------|-----------------|-----|
| | Brotbeläge | | |
| 95 | Bündner Fleisch | 30 g / 3 Scheiben | 0 |
| 64 | Fleischwurst | 25 g / 1 ½ Scheiben | 0 |
| 66 | Geflügelwurst | 30 g / 1 ½ Scheiben | 0 |
| 68 | Jagdwurst | 25 g / 1 ½ Scheiben | 0 |
| 177 | Krabbenfleisch | 70 g / – | 0 |
| 72 | Mortadella | 25 g / 1 ½ Scheiben | 0 |
| 96 | Schinken, gekocht | 30 g / ½ Scheibe | 0 |
| 45 | Tatar | 45 g / – | 0 |
| 22 | Thunfisch in Öl | 25 g / – | 0 |
| | Eier, Milch und Milchprodukte | | |
| 156 | Buttermilch | 200 ml / 1 Glas | 0,6 |
| 83 | Camembert, 50% F. | 25 g / – | 0 |
| 80 | Edamer, 30% F. | 25 g / 1 dünne Scheibe | 0 |
| 173 | Ei, Gewichtsklasse 4 | 57 g / 1 Stück | 0 |
| 169 | Frischkäse, körnig | 75 g / – | 0,1 |
| 1 | Harzer Käse | 50 g / – | 0 |
| 160 | Joghurt, 1,5% F. | 150 g / 1 Becher | 0,6 |
| 171 | Magerquark | 75 g / – | 0,2 |
| 154 | Milch, 1,5% F. | 150 ml / – | 0,6 |
| 172 | Schmelzkäse | 30 g / – | 0,1 |

Bei den Wurstscheiben wurde generell von einem Durchmesser von etwa 10 Zentimetern ausgegangen.

## Lebensmittelgruppe 3: Obst und Gemüse

| Code | Lebensmittel | Gewicht/Portion | BE |
|------|--------------|-----------------|-----|
| 218 | Ananas, Apfel | 50 g | 0,6 |
| 219 | Apfelsine | 75 g | 0,7 |
| 133 | Banane | 50 g | 0,9 |
| 221 | Birne | 50 g | 0,6 |
| 196 | Champignons | 200 g | 0,4 |
| 197 | Chicorée, Chinakohl | 100 g | 0,2 |
| 199 | Erbsen | 75 g | 0,8 |
| 227 | Honigmelone | 100 g | 0,4 |
| 198 | Kopfsalat | 100 g | 0,2 |
| 206 | Möhre | 100 g | 0,7 |
| 207 | Paprikaschote | 75 g | 0,3 |
| 209 | Radieschen | 75 g | 0,2 |
| 201 | Salatgurke | 100 g | 0,2 |
| 215 | Tomate | 75 g | 0,2 |
| 217 | Zwiebel | 75 g | 0,4 |

## Lebensmittelgruppe 4: Fett

| Code | Lebensmittel | Gewicht/Portion | BE |
|------|--------------|-----------------|-----|
| 84 | Butter | 5 g / 1 TL | 0 |
| 2 | Öl | 5 g / 1 1/2 TL | 0 |
| 75 | Schlagsahne, 30% F. | 15 g / 1 EL | 0 |
| 167 | saure Sahne, 10% F. | 30 g / 2 EL | 0,1 |

| Lebensmittelgruppe 5: Getränke | | Kümmelkartoffeln mit Quark |
|---|---|---|

| Getränk | Menge | Vorheizen des Backofens auf 220° C |
|---|---|---|
| Fleisch- oder Gemüsebrühe, klare | | 2 kleine Kartoffeln (125 g) |
| | nach Belieben | Kümmelkörner |
| | | gerebelter Majoran |
| Limonade, kalorienarme | | 1 1/2 TL Öl (5 g) |
| | | 75 g Magerquark |
| | | 1 EL saure Sahne, 10% F. |
| Mineralwasser | | 100 g Salatgurke |
| Tee | | 1 Knoblauchzehe |
| | | Salz |
| | | gemahlener Pfeffer |

**1.** Die Kartoffeln waschen, abbürsten und längs halbieren. Die Schnittflächen mit Kümmel und Majoran bestreuen.
**2.** Ein Backblech teilweise mit Backpapier auslegen, Öl darauf streichen und die Kartoffeln mit den Schnittflächen nach unten darauf legen.
**3.** Das Blech in den Ofen schieben und die Kartoffeln bei 220° C etwa 30 Minuten goldgelb braten.
**4.** Inzwischen Quark mit saurer Sahne verrühren. Die Gurke raspeln, abtropfen lassen und mit zerdrücktem Knoblauch unter die Creme rühren.
**5.** Die Quarkcreme mit Salz und Pfeffer würzen und zu den Ofenkartoffeln reichen.

Zubereitungszeit: ca. 40 Minuten
Ca. 218 kcal, 916 kJ, 2,2 BE, 6 g F, 14 g E, 26 g KH
(Farbtafel 7, Seite 87)

# Gefüllte Eier

| |
|---|
| 1 hart gekochtes Ei, Gewichtsklasse 5 |
| 10 g Thunfisch in Öl |
| Salz |
| gemahlener Pfeffer |
| 100 g Kopfsalat |
| 1 Scheibe Vollkornbrot |
| 1 TL Butter (5 g) |
| 1 TL gehackte Petersilie |

**1.** Das Ei pellen und längs halbieren. Das Eigelb herausnehmen und durch ein Sieb streichen.
**2.** Den Thunfisch gut abtropfen lassen und etwa 1 Teelöffel Öl auffangen. Das Eigelb mit dem Öl verrühren, den Thunfisch zerdrücken, dazugeben und alles zu einer glatten Creme verrühren.
**3.** Die Creme mit Salz und Pfeffer würzen, in einen Spritzbeutel geben und in die Eihälften spritzen.
**4.** Den Salat waschen, abtropfen lassen und in mundgerechte Stükke zupfen. Das Brot mit Butter bestreichen, die Salatblätter darauf legen und die Eihälften darauf anrichten. Diese zuletzt mit Petersilie bestreuen.

Zubereitungszeit: ca. 15 Minuten
Ca. 235 kcal, 985 kJ, 1,9 BE, 11 g F, 11 g E, 23 g KH
(Farbtafel 2, Seite 34)

# Krabbencocktail

| |
|---|
| 50 g TK-Krabben |
| 1 TL Zitronensaft |
| 50 g Ananas |
| 1 TL Mayonnaise |
| 1 TL Tomatenmark |
| 50 g Joghurt, 1,5% F. |
| Knoblauchsalz |
| Paprikapulver edelsüß |
| wenig Süßstoff |
| 2 Scheiben Toastbrot |

**1.** Die Krabben mit Zitronensaft beträufeln und auftauen lassen.
**2.** Die Ananas in feine Würfel schneiden. Mayonnaise, Tomatenmark und den Joghurt verrühren und mit Knoblauchsalz, Paprikapulver und wenig Süßstoff abschmecken.
**3.** Die Krabben und die Ananaswürfel mit der Cocktailsoße mischen und den Cocktail mit dem gerösteten Brot anrichten.

Zubereitungszeit (ohne Auftauzeit): ca. 10 Minuten
Ca. 233 kcal, 976 kJ, 2,4 BE, 7 g F, 14 g E, 29 g KH

## Italienischer Nudelsalat

| |
|---|
| 50 g Möhre |
| 50 g frische Erbsen |
| 30 g Vollkornnudeln |
| ½ Scheibe gekochter Schinken (30 g) |
| 1 TL süße Sahne, 30% F. |
| 2 EL saure Sahne, 10% F |
| 1 EL gehackte frische Kräuter (Petersilie, Schnittlauch, Basilikum) |
| Salz |
| gemahlener Pfeffer |

**1.** Die Möhre schälen und in feine Würfel schneiden. Die Möhrenwürfel und die Erbsen in wenig Wasser etwa 10 Minuten bißfest dünsten. Anschließend abkühlen lassen.
**2.** Die Nudeln in wenig leicht gesalzenem Wasser bißfest kochen.
**3.** Den Schinken in feine Streifen schneiden. Süße und saure Sahne mit Kräutern verrühren und die Soße mit Salz und Pfeffer würzen. Alle vorbereiteten Zutaten mit der Soße mischen und den Salat kurz durchziehen lassen.

Zubereitungszeit (ohne Zeit zum Durchziehen): ca. 15 Minuten
Ca. 259 kcal, 1085 kJ, 2,5 BE, 9 g F, 15 g E, 30 g KH
(Farbtafel 8, Seite 88)

## Kalte Gurkensuppe

| |
|---|
| 100 g Salatgurke |
| 80 g Joghurt, 1,5% F. |
| 1 EL süße Sahne, 30% F. |
| 50 ml Buttermilch |
| Salz |
| gemahlener Pfeffer |
| nach Belieben 1 Tropfen Tabasco |
| wenig Süßstoff |
| 1 TL gehackte Petersilie oder Dill |
| 2 ½ Scheiben Knäckebrot |

**1.** Die Gurke schälen und das Fruchtfleisch in feine Würfel schneiden.
**2.** Joghurt, Sahne und Buttermilch verrühren, mit Salz, Pfeffer, eventuell Tabasco und wenig Süßstoff abschmecken und Petersilie oder Dill darunterziehen.
**3.** Die Gurkenwürfel in eine Suppentasse geben, die Joghurtcreme darübergießen und die Suppe mit Knäckebrot servieren.

Zubereitungszeit: ca. 15 Minuten
Ca. 178 kcal, 746 kJ, 2,3 BE, 3 g F, 10 g E, 28 g KH

### TIP

Diese Suppe schmeckt eisgekühlt am besten.

# Champignon-Tomaten-Pfanne

½ Zwiebel (20 g)

50 g Tomate

100 g Champignons

1 ½ TL Öl (5 g)

1 Ei

Salz

gemahlener Pfeffer

1 Scheibe Vollkornbrot

1 EL gehackte Petersilie

**1.** Die Zwiebel in feine Würfel schneiden, die Tomate mit kochendem Wasser überbrühen und die Haut abziehen. Die Tomate in Achtel schneiden.
**2.** Die Champignons mit einem feuchten Tuch abreiben und in Scheiben schneiden.
**3.** Öl in einer Pfanne erhitzen, die Zwiebelwürfel darin glasig braten und die Tomatenachtel und die Pilze dazugeben. Alles etwa 5 Minuten dünsten.
**4.** Das Ei verquirlen und über das Gemüse geben. Das Ganze mit Salz und Pfeffer würzen und auf dem Brot anrichten. Zuletzt Petersilie darüberstreuen.

Zubereitungszeit: ca. 15 Minuten
Ca. 232 kcal, 972 kJ, 2,3 BE, 9 g F, 10 g E, 27 g KH
(Farbtafel 7, Seite 87)

# Toast „indonesisch"

½ Zwiebel (20 g)

100 g Champignons

1 ½ TL Öl (5 g)

20 g Banane

25 g geriebener Edamer, 30% F. i. Tr.

Salz, Currypulver

2 Scheiben Toastbrot

**1.** Die Zwiebel in Streifen schneiden. Die Champignons mit einem feuchten Tuch abreiben und in Scheiben schneiden.
**2.** Öl in einer Pfanne erhitzen und die Zwiebelstreifen darin glasig braten. Die Pilze hinzufügen und alles etwa 5 Minuten bei mittlerer Hitze schmoren lassen.
**3.** Die Banane ebenfalls in Scheiben schneiden, untermischen und kurz mitschmoren lassen. Zuletzt den Käse unterziehen und alles mit Salz und Currypulver würzen.
**4.** Die Toastbrotscheiben goldgelb toasten und die Mischung darauf verteilen.

Zubereitungszeit: ca. 15 Minuten
Ca. 279 kcal, 1169 kJ, 2,5 BE, 12 g F, 14 g E, 30 g KH
(Farbtafel 8, Seite 88)

---

### VARIATION

Sie können den Käse auch zuletzt auf die Toasts streuen und diese etwa 3 Minuten unter dem Grill überbacken.

# Geeiste Melone

125 g kalte Honigmelone (mit Schale)
etwas Zitronensaft
3 Scheiben Bündner Fleisch (30 g)
1 TL Butter (5 g)
1 Scheibe Vollkornbrot

**1.** Die Melone mit Schale in Spalten schneiden und entkernen.
**2.** Das Fruchtfleisch mit Zitronensaft beträufeln und das Bündner Fleisch dekorativ darauf legen. Reichen Sie dazu das mit Butter bestrichene Brot.

Zubereitungszeit (ohne Kühlzeit): ca. 5 Minuten
Ca. 230 kcal, 964 kJ, 2,1 BE, 7 g F, 16 g E, 25 g KH
(Farbtafel 8, Seite 88)

## Zwiebel-Quark-Brötchen

1 Zwiebel (40 g)
1 ½ TL Öl (5 g)
20 g Magerquark
Salz, gemahlener Pfeffer
Kümmelpulver
Paprikapulver edelsüß
½ Knoblauchzehe
1 kleines Weizenvollkornbrötchen
20 g geriebener Edamer, 30% F. i. Tr.
1 Salatblatt

**1.** Die Zwiebel schälen und in Ringe schneiden. Öl in einer Pfanne erhitzen und die Zwiebelringe darin goldbraun braten.

**2.** Den Quark mit Salz, Pfeffer, Kümmel, Paprikapulver und zerdrücktem Knoblauch würzen und die Zwiebelringe untermischen.
**3.** Das Brötchen aufschneiden und die Quarkmischung gleichmäßig auf beide Hälften streichen.
**4.** Den Käse darüberstreuen und die Brötchenhälften unter dem Grill etwa 3 Minuten überbacken, bis der Käse geschmolzen ist. Das Brötchen auf Salat servieren.

Zubereitungszeit: ca. 15 Minuten
Ca. 256 kcal, 1073 kJ, 2,5 BE, 9 g F, 14 g E, 29 g KH

## Tatarbrot

½ Zwiebel (20 g)
45 g Tatar
1 Eigelb
Salz, gemahlener Pfeffer
Paprikapulver edelsüß
1 Scheibe Roggenmischbrot
1 TL Butter (5 g)
75 g Salatgurke

**1.** Die Zwiebel in feine Würfel schneiden. Das Tatar mit dem Eigelb und den Zwiebelwürfeln mischen und pikant würzen.
**2.** Das Brot mit der Butter bestreichen, das vorbereitete Tatar darauf verteilen und die Gurkenscheiben darauflegen.

Zubereitungszeit: ca. 10 Minuten
Ca. 231 kcal, 968 kJ, 2,2 BE, 7 g F, 14 g E, 27 g KH

# Camembertkugeln

| | |
|---|---|
| 25 g Camembert, 50% F. i. Tr. | |
| ½ Zwiebel (20 g) | |
| Salz, gemahlener Pfeffer | |
| Paprikapulver edelsüß | |
| 1 Salatblatt | |
| 50 g Möhre | |
| 20 g Apfel | |
| 1 TL Zitronensaft | |
| 1 TL süße Sahne, 30% F. | |
| wenig Süßstoff | |
| 1 Scheibe Vollkornbrot | |

**1.** Den Camembert mit einer Gabel fein zerdrücken. Die Zwiebel fein würfeln und darunterrühren. Die Camembertcreme mit wenig Salz, Pfeffer und reichlich Paprikapulver würzen.
**2.** Aus der Creme zwei Kugeln formen und auf einem Teller auf dem Salatblatt anrichten.
**3.** Möhre und Apfel fein raspeln, mit Zitronensaft, süßer Sahne und Süßstoff abschmecken und mit Brot zu den Käsekugeln reichen.

Zubereitungszeit: ca. 20 Minuten
Ca. 260 kcal, 1089 kJ, 2,5 BE, 12 g F, 9 g E, 30 g KH
(Farbtafel 7, Seite 87)

—————— VARIATION ——————

Es schmeckt sehr gut, wenn Sie in die Camembertcreme ein wenig Weißwein mischen.

# Pikante Kartoffelpfanne

| | |
|---|---|
| 125 g Kartoffeln | |
| 1 Zwiebel (40 g) | |
| 1 ½ TL Öl (5 g) | |
| 45 g Tatar | |
| Salz | |
| gemahlener Pfeffer | |
| Paprikapulver, edelsüß | |
| 50 g Paprikaschote | |
| 1 TL Zitronensaft | |
| 1 TL gehackte Petersilie | |

**1.** Die Kartoffeln schälen und in sehr dünne Scheiben schneiden. Die Zwiebel fein würfeln.
**2.** Öl in einer Pfanne erhitzen, die Zwiebelwürfel und die Kartoffelscheiben hineingeben und anbraten. Danach bei geringerer Hitze etwa 15 Minuten unter häufigem Wenden weiterbraten.
**3.** Nun das Tatar dazugeben, mit dem Pfannenwender zerkleinern. Das Ganze mit Salz, Pfeffer und Paprikapulver würzen und alles bei starker Hitze und vorsichtigem Wenden durchbraten.
**4.** Die Paprikaschote waschen, in feine Streifen schneiden, salzen, pfeffern und mit Zitronensaft beträufeln. Die Paprikastreifen mit gehackter Petersilie mischen und zu der Kartoffelpfanne servieren.

Zubereitungszeit: ca. 30 Minuten
Ca. 213 kcal, 891 kJ, 2,2 BE, 7 g F, 12 g E, 26 g KH

# Die Spätmahlzeit

Die Spätmahlzeit liefert Ihnen durchschnittlich 78 kcal, 328 kJ, 1,4 BE, 0 g Fett, 1 g Eiweiß und 17 g Kohlenhydrate. Aus folgender Lebensmittelliste können Sie eine Obstsorte auswählen. Vergessen Sie auch bei diesen Kleinigkeiten nicht, sie in Ihrer Diät-Computerwaage mit der Taste Memo + zu speichern.

| Code | Lebensmittel | Gewicht/Portion | BE |
|------|--------------|-----------------|-----|
| 218 | Ananas, Apfel | 120 g | 1,4 |
| 219 | Apfelsine | 140 g | 1,4 |
| 220 | Aprikose | 140 g | 1,4 |
| 133 | Banane | 100 g | 1,9 |
| 221 | Birne | 130 g | 1,5 |
| 222 | Brombeere | 200 g | 1,4 |
| 223 | Clementine, Mandarine | 150 g | 1,3 |
| 224 | Erdbeere | 225 g | 1,4 |
| 225 | Grapefruit | 175 g | 1,4 |
| 226 | Heidelbeere | 120 g | 1,4 |
| 222 | Himbeere | 200 g | 1,4 |
| 230 | Kirschen, süß | 100 g | 1,3 |
| 233 | Nektarine | 130 g | 1,3 |
| 234 | Pfirsich | 175 g | 1,4 |
| 236 | Stachelbeere | 200 g | 1,4 |

# Register